AF462695

ESSAI

SUR LA

VOLONTÉ DANS LES MALADIES MENTALES,

Par ÉMILE COSSÉ,

Docteur en Médecine de la Faculté de Paris,
ex-Interne de l'hospice des Aliénés de Nantes.

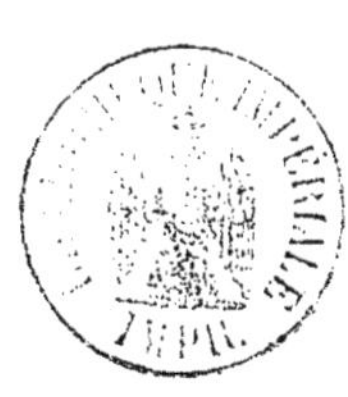

PARIS.

RIGNOUX, IMPRIMEUR DE LA FACULTÉ DE MÉDECINE,
rue Monsieur-le-Prince, 31.

1856

A M. LE DR MARCÉ,

Médecin de l'hôtel-Dieu de Nantes.

ESSAI

SUR LA

VOLONTÉ DANS LES MALADIES MENTALES.

Quelque différents que soient les phénomènes moraux et intellectuels des phénomènes physiques, quelle que soit la cause première dont ils supposent l'intervention, quel que soit, en un mot, l'élément spirituel ou psychologique auquel on puisse les rattacher, il est évident qu'ils sont d'ailleurs soumis à des conditions organiques, appréciables par nos moyens d'observation ou d'*expérimentation* directe, et qu'ils font essentiellement partie du domaine du physiologiste et du médecin.

(BOUILLAUD, préface de l'*Essai sur la philosophie médicale.*)

INTRODUCTION.

Il n'y a ni crime ni délit, lorsque le prévenu était en état de démence au temps de l'action, ou lorsqu'il a été contraint par une force à laquelle il n'a pu résister.

(*Code pénal*, art. 64.)

Nous n'avons pas à commenter le texte de la loi ; le mot *démence* est employé dans une acception aussi large que possible, et s'applique à tous les états des facultés intellectuelles et morales, qui constituent les formes diverses de la manie, de la monomanie, de l'idiotisme et de la démence. Le but que nous nous proposons est de rechercher quel esprit a dicté la loi, quel motif, quelle raison morale, justifient la position exceptionnelle de l'aliéné, protégé d'une part, il est vrai, par le Code pénal contre les conséquences de ses actes, mais privé aussi par le Code civil de la plus grande partie de ses droits (1).

La loi morale n'est possible comme conséquence qu'avec la liberté individuelle comme principe, et l'aliéné n'est pas libre; ainsi du moins le jugent toutes les autorités compétentes. Plus loin, nous examinerons ce qu'on doit entendre par cette expression : n'être pas libre devant la loi; ici nous nous arrêterons seulement à l'opinion de certains aliénistes. Beaucoup admettent que l'aliénation est une lésion de la volonté, et que c'est à la perte de son libre arbitre, de son libre vouloir, de sa liberté de penser, de sa liberté philosophique enfin, que l'homme atteint d'une maladie mentale doit de n'être plus de droit responsable de ses actions.

Certes, en perdant la volonté et par suite la liberté, l'aliéné cesserait d'être responsable! Mais n'est-ce pas aller bien loin que de prétendre ainsi que l'aliénation porte tout d'abord, pour du premier coup la réduire à néant, sur la faculté essentielle de l'homme moral, la faculté par-dessus toutes les autres qui lui imprime son caractère de supériorité? Et n'est-il pas permis d'hésiter quand il s'agit d'adopter une opinion si exclusivement absolue?

Nous essayerons, autant qu'il nous sera donné de le faire, sans sortir des étroites limites dans lesquelles nous sommes forcé de resserrer un sujet aussi étendu, de montrer comment et pourquoi nous en sommes encore à douter, malgré l'importance des autorités qui ont appuyé cette opinion.

---

(1) Le majeur qui est dans un état habituel d'imbécillité, de démence ou de fureur, doit être interdit, même lorsque cet état présente des intervalles lucides (*Code civil*, art. 489).

Et, avant d'entrer en matière, avant même de dire quel ordre nous semble le plus propre à convenablement passer en revue, à logiquement enchaîner toutes les questions qui vont surgir, comme il va nous falloir traiter le sujet surtout au point de vue psychologique, il est nécessaire de bien établir quelle est notre conviction sur la nature de l'aliénation, afin d'éviter les méprises qu'on ne manquerait pas de commettre sur notre manière de voir.

Il est évident pour nous que l'aliénation est une maladie du cerveau. Dans la discussion soulevée à l'Académie de médecine par le mémoire de M. Moreau, de Tours (*du Délire au point de vue pathologique et anatomo-pathologique*, mai 1855), toutes les autorités compétentes vinrent exprimer que telle était leur manière de voir au sujet de la nature de l'aliénation. Cette discussion, qui toucha aux points les plus importants des maladies mentales, donne une idée assez exacte de l'état actuel de la science; aussi est-ce dans les différents discours prononcés à cette occasion, que nous prendrons çà et là les idées principales qui, officiellement formulées, peuvent et doivent être considérées comme l'expression de l'opinion contemporaine.

L'opinion de M. Leuret, rappelée dans le rapport de M. Bousquet, opinion tout entière contenue dans cette phrase : « Que faisons-nous à ceux que nous croyons dans l'erreur? leur opposons-nous des sangsues, des purgatifs ou des objections? Des objections! Faisons donc de même avec les aliénés, car les aliénés sont des gens qui se trompent! » Cette opinion, si catégoriquement exprimée, fut en butte, dès le début de la discussion, aux attaques les plus sérieuses. Après M. Baillarger, qui reproche à cette prétention de guérir les aliénés par de simples raisonnements, de trop spiritualiser la folie, M. Londe disait : « C'est le cerveau qui pense, de même que c'est lui qui perçoit les sensations! » Et M. Ferrus, s'appliquant à démontrer l'indivisibilité du corps et de l'esprit, ajoutait : « ... Si la médecine a des grâces à rendre à Descartes, c'est beaucoup moins pour la doctrine qu'il a établie (pure hypothèse basée sur les notions anatomiques et physiologiques les plus défectueuses) que pour avoir osé, au commencement du XVIIe siècle, identifier le principe dit immatériel à l'organisation, en lui donnant la glande pinéale pour siége et les esprits animaux pour instigateurs.» Puis, après avoir rappelé les opinions de Platon, d'Aristote, de Tertullien, de Leibnitz, M. Ferrus terminait ainsi : «A nos yeux, cette loi d'identification doit être la base rationnelle du traitement de l'aliénation, car partout nous en trouvons dans l'organisation les témoignages ; seule elle explique tous les phénomènes, dissipe les obscurités, guide et sauvegarde les applications, si bien que non-seulement nous dirons avec Montaigne que les deux principes ne font qu'un, mais qu'en réalité ils ne sont qu'un pendant la vie.»

Tous les systèmes de philosophie qui, admettant l'existence de deux substances, se sont trouvés forcés, par l'union intime que l'expérience et l'observation démontrent exister entre ces deux substances, de chercher à expliquer d'où vient, comment existe, quelle est enfin l'espèce de ce rapport intime, ont échoué dans la recherche d'une solution du grand problème de la communication des substances. Le rapport n'est contestable pour personne ; serait-il donc si répugnant pour la raison d'admettre, au lieu de deux substances, une seule substance et une qualité à elle appartenant, à elle unie par le rapport le plus intime que l'esprit puisse concevoir, celui qui rattache la propriété à la matière?

Les conséquences logiquement déduites de la spiritualisation de la folie mèneraient à une pratique sinon dangereuse, du moins de résultats fort incertains; l'aliénation, si elle est une maladie de l'âme, retombe nécessairement dans le ressort du moraliste. Or l'expérience est là pour prouver que, si le traitement moral est un puissant adjuvant (dont l'efficacité d'ailleurs est incontestable dans le plus grand nombre des cas pathologiques, même de ceux qui ne réagissent que de très-loin sur la sensibilité morale), les bains, les purgatifs, les calmants, jouent un rôle incontestable dans le traitement des maladies mentales; et personne ne songea jamais à considérer les ressources de la thérapeutique et de l'hygiène autrement que comme des moyens médicaux. « C'est seulement le jour où la médecine a pu dire : l'aliénation est une maladie comme les autres, qu'un nouvel ordre de choses est né pour les aliénés, et que de féconds résultats se sont accomplis » (Ferrus, discours à l'Académie).

L'expérience vient tous les jours sanctionner cette vérité : la folie est une maladie du cerveau. S'il nous arrive souvent de ne point trouver la lésion cerébrale qui, suivant l'ordre normal, a dû, pendant la vie, exister en même temps que le désordre fonctionnel, la lésion de l'intelligence, nous pouvons très-rationnellement ne nous en prendre qu'à l'insuffisance de nos moyens d'investigation ; insuffisance d'autant plus aisée à concevoir, que la texture de l'organe est d'une infinie délicatesse. Est-ce que certaines maladies, aujourd'hui surtout connues par les caractères distinctifs du désordre organique, ne nous étaient pas encore hier complétement inconnues au point de vue anatomo-pathologique ? Est-ce que le pathologiste, parlant d'une maladie dont la lésion organique est insaisissable, ne dit pas : sans lésion *apparente à nos moyens actuels d'investigation?* L'expérience prouve d'ailleurs que, si dans un grand nombre de cas nous n'apprécions pas la lésion qui détermina les désordres de l'intelligence, presque toutes les fois qu'un état organopathique du cerveau se traduit par des symptômes venant de la sensibilité ou la motilité, en même temps il porte aussi d'une façon appréciable son action sur l'intelligence. Et si logiquement il est à peu près indémontrable qu'entre le cerveau et la pensée existe le rapport de l'organe à la fonction : considérant que, si l'observation expérimentale ne trouve pas l'état du cerveau dans un rapport constant avec l'état de l'intelligence, du moins l'intelligence est dépendante, dans un rapport presque constant, de l'état, de la manière d'être du cerveau; il ne répugne nullement à la raison de concevoir, ne fût-ce qu'à titre d'hypothèse, impossible presque à contester, appuyée qu'elle est sur l'autorité des faits, entre le cerveau et l'intelligence, le rapport de l'organe à la fonction. « L'esprit enfin, comme le dit M. A. Maury, ne peut être conçu sans la matière, pas plus que celle-ci ne peut être conçue sans la force qui la dirige; les facultés sont immatérielles sans doute, mais elles résultent du jeu d'organes qui ne le sont pas. »

L'esprit est incapable de concevoir une lésion dans la fonction, possible sans une lésion dans l'organe. En effet, le rapport existant entre la fonction et l'organe est le rapport de conception élémentaire qui rattache l'effet perceptible pour notre sensibilité à la cause que notre intelligence conçoit être la plus essentielle : c'est le rapport du phénomène à la substance. Or l'idée d'une modification dans l'effet ne peut exister, sans que l'esprit, même le plus étroit, s'élève par induction à la conception d'une modification nécessaire, *sine qua non*, dans la cause.

Nous admettons donc en principe, avec presque tous les aliénistes, que la folie est une maladie du cerveau, et même nous croyons qu'il est d'importance essentielle pour la morale, que cette opinion soit partout considérée comme la base du régime spécial auquel la société condamne le malheureux atteint d'aliénation mentale; car, entre l'homme arrivé au paroxysme de la passion et l'aliéné égaré par ses impulsions insolites, la différence psychologique serait souvent bien difficile à établir; or le premier est responsable de ses actes dans toute l'acception du mot, tandis que l'aliéné jouit de toute l'immunité garantie par l'article 64 du Code pénal. Lorsque nous traiterons de la responsabilité, peut-être réussirons-nous à trouver dans cette lésion organique, sans laquelle on ne peut concevoir l'aliénation, un criterium moral de l'irresponsabilité.

Nous nous sommes imposé le devoir d'énoncer ici les principales des raisons pour lesquelles l'aliénation est à nos yeux une maladie au même titre que toutes les autres, une maladie d'organe, afin de n'être point accusé de l'avoir trop spiritualisée dans son essence, d'en avoir fait une maladie de l'esprit. Les données fournies par l'anatomie pathologique sont si insuffisantes, les tentatives de localisation des facultés dans le cerveau ont donné des résultats si peu incontestables, qu'il est impossible encore de baser une sérieuse étude des désordres intellectuels sur les désordres organiques qui les accompagnent.

C'est au point de vue psychologique que nous allons traiter la question de la volonté des aliénés, parce que, dans l'étude de l'aliénation, la seule marche à suivre qui puisse donner quelques résultats positifs doit être en tout calquée sur la marche suivie dans l'étude de chacune de toutes les maladies, tant que surtout resta inconnue la lésion organique constituante. Force était bien de s'en tenir à l'étude de la lésion fonctionnelle, du symptôme, de l'effet morbide, en comparant la manière d'être de la fonction dans l'état morbide à sa manière d'être, bien connue, si faire se pouvait, dans l'état physiologique. Et aussi telle est la marche que nous nous proposons de suivre, en étudiant d'abord les principales questions de la psychologie qui n'est, après tout, que la physiologie de toutes les fonctions du cerveau, dont certaines nouvelles manières d'être constituent les différentes formes de l'aliénation.

Bien qu'elle puisse nous entraîner un peu loin, nous sommes encore obligé de commencer par l'étude de plusieurs points psychologiques, parce que notre travail et ses conclusions sont basées sur un mot dont le sens doit et ne peut être bien défini qu'à la suite de quelques définitions préalables; et puis d'ailleurs nous ne sommes pas éloigné de l'opinion de M. Leuret, et, si nous voulons arriver à établir que leurs actions sont opposées à ce qu'elles devraient être, parce que les aliénés se trompent, il nous faut bien commencer par quelques explications physiologiques sur notre manière de concevoir l'erreur.

Notre travail est divisé en trois parties : dans la première partie, nous essayons de donner une définition de la volonté. Cette partie, toute psychologique, contient quelques considérations sur les facultés de l'âme; par là nous entendons l'homme moral, l'homme envisagé au point de vue de ses manifestations intellectuelles. Après avoir rapidement passé en revue les principaux phénomènes de la sensibilité, de l'intelligence et de l'activité spontanée et réfléchie, nous terminons par une appréciation sur la liberté philosophique ou libre vouloir, la question de la responsabilité morale étant tout entière basée sur l'existence du libre arbitre.

La volonté et la liberté définies, la deuxième partie de ce travail est une étude physiologique des différents symptômes de l'aliénation, dans le but de rechercher si l'aliéné, surtout le monomane, ne se trouve pas dans de telles conditions qu'il puisse être permis de croire que, sa volonté s'exerçant, ce n'est point à son libre arbitre que la maladie mentale porte réellement atteinte.

Notre troisième partie, ou partie morale, contient les conséquence de la théorie que nous défendons. L'aliéné fait acte de volonté, donc il est libre, du moins vis-à-vis de sa conscience; telle est notre conclusion. Comment alors faut-il entendre l'art. 64 du Code pénal, et la position exceptionnelle qu'il crée au dément? Cette position lui est-elle garantie toujours d'une façon suffisante? Que faut-il entendre par liberté et responsabilité devant la loi? Pourquoi l'aliéné, libre devant sa conscience, n'est-il pas traité par la loi de la même façon que le coupable? Enfin le régime de séquestration dans les hospices, et l'attentat à la liberté d'action de l'individu, ne constituent-ils pas de fait pour lui une position en tout analogue à la position du coupable incarcéré? Telles sont les questions dont la solution nécessite encore dans notre troisième partie l'étude de la conscience et du remords, des droits et des devoirs dans la société, de la pénalité, de la discipline dans les prisons, et du traitement moral, toutes questions qui, malgré l'apparence, ne sont que les conséquences logiques à traiter de notre manière de voir.

PREMIÈRE PARTIE.

ÉTUDE PSYCHOLOGIQUE.

Ainsi la personnalité est en nous un fait postérieur au développement de nos capacités naturelles; en d'autres termes, avant de s'emparer d'elle-même, notre nature était douée de certaines capacités qui d'abord se sont développées en elle, comme les propriétés se développent dans les choses.

(JOUFFROY, *des Facultés.*)

Il est peu de personnes qui ne se soient amusées, à un moment quelconque de leur vie, à remonter le cours de leurs idées, et à rechercher par quels chemins leur esprit était arrivé à de certaines conclusions. Souvent cette occupation est pleine d'intérêt, et celui qui l'essaye pour la première fois est étonné de l'incohérence et de la distance, immense en apparence, entre le point de départ et le point d'arrivée.

(Edgar POË, *Double assassinat.*)

Cependant je ne me saurais trop étonner, quand je considère combien mon esprit a de faiblesse et de pente qui le porte insensiblement dans l'erreur. Car encore que sans parler je considère tout cela en moi-même, les paroles toutefois m'arrêtent, et je suis presque déçu par les termes du langage ordinaire; car nous disons que c'est la même cire, si elle est présente, et non pas que nous jugeons que c'est la même de ce qu'elle a même couleur et même aspect : d'où je voudrais presque conclure que l'on connait la cire par la vision des yeux, et non par la seule inspection de l'esprit.

(DESCARTES, méditation 2.)

La vraie liberté, c'est pouvoir toute chose sur soi.

(MONTAIGNE.)

PARAGRAPHE IER.

DES CAUSES, DES FACULTÉS EN GÉNÉRAL.

L'homme est intelligent, c'est-à-dire capable de connaître. Toutes les opérations de son intelligence se bornent à deux primordiales :

concevoir et juger; concevoir, c'est-à-dire avoir, à la suite d'un fait sensible, une idée représentant l'objet qui a agi sur sa sensibilité; juger, c'est-à-dire rapprocher deux idées ou plutôt les objets qu'elles représentent pour, en fin de compte, arriver à trouver leurs caractères d'analogie ou d'opposition, de semblance ou de dissemblance, pour arriver à saisir un rapport les unissant. Le jugement, opération fondamentale de l'intelligence, consiste toujours à comparer, et, en philosophie comme en mathématique, le mot *rapport* exprime le résultat de la comparaison, à la conception duquel s'est élevé notre entendement.

Ces quelques points, sur lesquels nous reviendrons plus loin, devaient être établis avant d'aborder l'étude du rapport de causalité, qui rattache les uns aux autres tous les phénomènes que nous pouvons connaître.

I. Des causes.

Il n'est pas d'effet sans sause. Que doit-on entendre par là? Qu'est-ce qu'une cause? Qu'est-ce qu'un effet?

Il est certain que toute connaissance a dû nous venir de l'expérience sensible. Nous ne sommes pas, tant s'en faut, exclusivement sensualiste; aussi par là entendons-nous simplement que les seules causes déterminantes de nos connaissances sont constituées par les phénomènes qui, produits en dehors de nous, se sont adressés à la faculté que nous avons d'être en communication avec la matière. Cette opinion est parfaitement mise en relief par Jouffroy : « Avant d'avoir vu, d'avoir senti, d'avoir formé une idée, l'enfant ne savait pas qu'il pouvait voir, sentir, agir et penser;..... il a donc fallu que ces capacités s'éveillassent d'elles-mêmes et se développassent d'abord de leur propre mouvement et sans le secours de la volonté » (*loc. cit.*). Ce qui évidemment a dû déterminer l'entrée en action des capacités à lui appartenant, et, dans le temps où il ne pouvait encore savoir les posséder, c'est l'intervention des phénomènes sensibles qui vinrent jouer au vis-à-vis des capacités, apparaissant ainsi chez l'enfant, le rôle de causes déterminantes nécessaires qu'ils continuent à jouer au vis-à-vis de toutes nos actions spontanées et même volontaires.

Pour exposer quelles deux principales espèces de rapport concevable existent entre ce que nous appelons la cause et ce que nous appelons l'effet, suivons l'ordre logique et rationnellement supposable d'après lequel les idées ont dû successivement apparaître dans l'intelligence naissante.

Des causes déterminantes.

Le premier phénomène qui du monde extérieur vient par les sens agir sur l'intelligence est donc nécessaire ; après le premier, supposons que l'individu en perçoive un certain nombre d'autres : toutes ces premières impressions se succéderont évidemment sans déterminer tout d'abord, sous l'influence de la surprise, autre chose que de l'émotion. Mais un moment arrivera bientôt où, l'intelligence intervenant, outre l'émotion il y aura impression, connaissance, formation d'une idée déterminée par la perception sensible ; puis l'intelligence se développant par l'expérience, la mémoire paraît qui conserve l'idée formée ; l'esprit est amené à rapprocher l'idée qui surgit à la suite d'une perception, de l'idée née à la suite de la perception précédente ; l'intelligence compare, elle va juger, elle va établir un rapport entre les deux idées. Dès maintenant la preuve est incontestable, de l'existence de la raison, qui est notre intelligence, notre entendement, capable de s'élever non plus à une simple conception, à une idée, mais à la conception d'un rapport entre deux idées.

Entre deux perceptions successives qu'elle compare, l'intelligence cherche toujours comme résultat à concevoir un rapport ; le plus important de tous ceux qui naissent ainsi de nos comparaisons successives est le rapport de ce qu'on appelle la cause déterminante à l'effet déterminé, du phénomène qui détermine au phénomène qui en est la conséquence ; et de même que c'est le plus important, de même aussi est-il vraisemblable que ce rapport est le premier conçu par l'intelligence, qui devient la raison.

En ce moment, je suis tout attentif à mon travail ; un vase tombe de ma cheminée, se brise, et le bruit me réveille comme en sursaut. L'émotion a été causée par le bruit, causé lui-même par le choc avec bris, conséquence de la chute du vase ; le vase a été renversé par le rideau de la fenêtre que le vent agite violemment ; tout ce mouvement a été causé parce que la croisée s'est ouverte tout à coup, et la cause, c'est l'entrée d'un ami qui vient d'ouvrir ma porte.

De deux phénomènes, celui-là est la cause déterminante, qui se peut concevoir existant indépendamment du phénomène qui l'a suivi ou accompagné ; et celui-là est l'effet déterminé, qu'on ne peut concevoir existant que seulement à cause que l'autre existe. Ainsi la cause déterminante de tout ce qui vient de se passer est l'entrée de mon ami ; la porte aurait pu, et je le conçois très-bien, être ouverte sans que la croisée s'ouvrît, la croisée s'ouvrir sans que le rideau s'agitât, etc. etc. Mais aussi, analysant les effets dans la série successive, je ne conçois l'émotion brusque que parce que le vase s'est brisé avec fracas, ce qui ne fut point arrivé s'il n'avait été renversé, si le rideau n'avait été agité par le vent, si la croisée ne s'était ouverte, etc. etc.

Et de là, non comme conséquence d'une démonstration, mais comme principe de la raison, établi par voie inductive, principe inattaquable, basé sur l'expérience et l'observation de tous les faits, nous établissons cet axiome : *Il ne peut être conçu d'effet existant, sans une cause qui l'ait déterminé !* Et sur cette vérité, appuiera presque toute notre argumentation, lorsque nous traiterons de la nécessité des phénomènes sensibles, seules causes déterminantes premières de nos actions ; lorsque nous parlerons de la réminiscence, de l'enchaînement des idées, de la rêverie, du délire, et de différentes formes symptomatiques de l'aliénation. Remarquons ici que ce principe élève naturellement l'esprit jusqu'à la conception de l'existence d'une cause déterminante première; Dieu, dont la volonté a pu seule servir de cause déterminante au premier phénomène, puisqu'avant celui-là il n'en existait pas qui pût jouer au vis-à-vis de lui le rôle de cause déterminante indispensable; et cette manière de raisonner est compatible avec la majesté et la grandeur de Dieu, qu'il répugnerait à l'esprit d'abaisser jusqu'au point d'en faire la petite cause déterminante immédiate des petits effets perceptibles pour notre petite intelligence.

La cause déterminante d'un phénomène est toujours un phénomène, soit du même ordre, soit d'un ordre différent : le vase dont nous parlions tout à l'heure eut pu être renversé par la maladresse de quelqu'un aussi bien que par le mouvement du rideau, et, pour ne parler que des maladresses, chacun sait qu'elles peuvent varier à l'infini suivant les circonstances et surtout les aptitudes toutes spéciales de ceux qui les commettent. De là il résulte que le même phénomène, notre esprit le conçoit, peut *être produit par des causes déterminantes diverses*. Enfin, essentiel caractère encore, la cause déterminante a toujours une incontestable réalité objective, puisqu'elle est toujours un phénomène.

Un mot d'explication : le phénomène étant conçu, tout ce qui est perceptible de la matière par nos sens extérieurs et de ce que l'on appelle le *moi* par le sens interne, la conscience, tout ce qui enfin peut affecter notre sensibilité d'une manière quelconque ; toute idée née en nous à la suite d'une perception sensible ou à la suite d'une autre idée, se peut envisager à deux points de vue : au point de vue de sa subjectivité et à celui de son objectivité. La réalité subjective d'une idée est la réalité d'existence à elle appartenant comme phénomène psychique, toute idée a nécessairement cette réalité ; sa réalité objective est la réalité d'existence appartenant non plus à l'idée, mais à l'objet qu'elle représente en notre esprit, et toute idée n'a pas nécessairement de réalité objective.

Des causes efficientes.

Outre la cause nécessaire qui détermina l'apparition du phénomène perçu par nous, nous disons que ce phénomène est l'effet d'une cause essentielle, efficiente, nécessaire à le produire.

Nous ne dirons qu'un mot de la notion de substance. C'est du phénomène perçu qu'il a été possible à l'esprit de s'élever à l'idée de la substance, de la matière, de l'existence de laquelle le phénomène est la seule manifestation perceptible pour notre intelligence; si le phénomène n'est que la conséquence de l'existence de la substance, cette existence est la condition la plus essentiellement nécessaire à l'apparition du phénomène; il faut d'abord que cela soit, pour que je m'occupe à chercher de quelle manière cela est! La cause première du phénomène, la cause *sine qua non*, est donc l'existence de la substance; et c'est là une vérité si incontestable, que jamais on n'invoque l'intervention de cette cause; on rirait au nez du savant qui dirait: Ce corps est tombé parce qu'il existait.

La cause efficiente d'un phénomène est, dans la substance, le pouvoir, supposé par notre esprit, lequel pouvoir cause, produit l'effet; ainsi ce que, dans les corps, nous appelons leurs propriétés: ce vase tombe; la cause déterminante est un corps en mouvement qui vient de lui faire perdre son équilibre; la cause efficiente de cette chute est la propriété, à lui appartenant, d'être, comme tous les corps, attiré par le centre de la terre; il se brise: la cause déterminante immédiate est la chute (phénomène attribué à la propriété qu'il a d'être attiré par la terre); la cause efficiente essentielle est que la substance possède la propriété d'être fragile.

La cause efficiente a pour caractères essentiels:

1° D'être toujours nécessairement la même pour le même phénomène produit: ce vase aurait pu être renversé par une foule de causes déterminantes diverses; il est tombé à terre, il s'est brisé, et je ne conçois pas qu'une autre cause essentielle que l'attraction l'eût pu faire parcourir la distance du point de départ au point d'arrivée, et je ne conçois pas d'autre cause essentielle que la fragilité de la substance qui me fasse concevoir les conséquence de la chute.

2° La cause déterminante immédiate ou médiate, étant nécessairement un phénomène, a toujours une réalité objective incontestable; ce que j'appelle la cause efficiente est une idée qui n'a que la réalité subjective, c'est une idée dont l'objet n'a d'existence qu'en mon esprit. La notion de cause efficiente, de propriété, est une idée générale, de l'ordre de celles qu'en scholastique on nommait les *universaux*. Abeilard a établi clairement, dans sa théorie du conceptualisme, que les idées générales n'étant pas des êtres, ainsi que le voulaient les réalistes, ont cependant plus que la simple valeur d'un mot, ainsi que le prétendaient les nominalistes, en disant, avec Aristote : « Le genre et l'espèce n'existent pas, il n'y a que des individus; » la notion de propriété a une incontestable réalité d'existence; ainsi que toutes les idées générales, elle existe subjectivement, comme conception de notre intelligence. Dire d'un phénomène perçu qu'il est l'effet, la manifestation de l'existence d'une propriété, n'est qu'une manière de parler, d'exprimer le fait et surtout la manière dont notre esprit conçoit à son sujet. Dans l'ordre scientifique, et c'est dans cet ordre-là seulement, dans la théorie, qu'on invoque l'intervention des causes efficientes, à mesure que la science progresse, à mesure se généralise davantage le sens du mot; au début, on devait dire : *Ce corps tombe, parce qu'il a la propriété de tomber;* ensuite on expliqua le fait plus généralement en disant : *parce qu'il est attiré par la terre;* puis, Newton venu, la théorie s'élève aux dernières limites de la généralisation, la propriété à laquelle l'esprit rattache le phénomène étend son action sur tous les corps, c'est cette même propriété qui fait tomber à terre l'objet qu'une cause accidentelle déterminante déplace, qui nous fait tourner autour du soleil, et qui tient en mouvement toutes les sphères dans l'espace.

Il est une incontestable vérité : jugée d'après les termes de comparaison qui sont en notre pouvoir, si loin que semble pouvoir aller l'intelligence humaine, représentée de loin en loin par des organisations exceptionnelles, de même que ne sont guère nombreuses les sources d'où nous viennent toutes nos connaissances, de même n'est pas considérable la série des rapports d'espèces différentes qui pourtant nous servent à assembler presqu'à l'infini nos idées, à rapprocher presque indéfiniment les objets qu'elles représentent. L'idée de cause, le rapport de causalité, se retrouve au fond de toutes les opérations de notre esprit; vraisemblablement le premier conçu, ce rapport reste toujours le plus fréquemment invoqué; si bien que même pourrait-on dire qu'il domine toute notre existence intellectuelle, notre vie se passant à chercher les causes probables des phénomènes qui nous frappent, et à prévoir, par comparaison analogique, en partant des données de l'expérience, l'effet éventuel de l'action que nous allons résoudre.

Nous nous sommes appesanti sur l'importante question du rapport de causalité, parce qu'une grande partie de nos conclusions ressortira des points que nous venons d'établir, surtout de ceux-ci: La cause déterminante, quelle qu'elle soit du reste, est tout aussi indispensable que la cause efficiente à la production de l'effet; la cause déterminante a une réalité objective que n'a point la cause efficiente; la propriété est une idée qui n'a de réalité qu'en notre esprit, notre manière de parler n'est à ce sujet qu'une simple conséquence de notre manière de concevoir; enfin c'est de la notion de cause déterminante, née en nous à la suite de l'observation sensible et de cette seule notion, que notre esprit a pu, par abstraction, s'élever à la conception, à l'idée de cause essentielle efficiente.

Nous n'avons pas la prétention d'entamer ici, à un point de vue éclectique, une discussion sur l'un des points philosophiques les plus controversés; la grande question de l'origine des idées est trop au-dessus de nos forces. Cependant, étant établi ce point qu'aucun phénomène ne peut être conçu existant sans une cause déterminante et une cause efficiente également nécessaires, on arriverait probablement à ceci : que les théories rationalistes sont vraies, mais que les théories sensualistes le sont également au point de vue que chacune considère; que les unes comme les autres ne sont fausses, pourtant en somme, que parce qu'elles sont exclusives. Les sensualistes ne considèrent que les causes déterminantes, et ils n'ont pas tort de prétendre que, pour penser, il faut avoir senti, surtout pour penser au commencement, alors que l'individu ignore qu'il peut penser; d'ailleurs, évidemment, pour penser, il faut avoir quelque chose de quoi l'on puisse penser. Mais les rationalistes sont aussi parfaitement dans le vrai quand ils disent que pour penser, il faut avoir innée en soi la faculté de penser; sans cause déterminante, cette faculté s'ignorera; mais aussi la cause déterminante ne déterminera un effet qu'à la condition qu'une cause efficiente, une propriété existe, de l'existence de laquelle l'effet sera simplement une manifestation. Les rationalistes ont le tort de ne songer qu'à la cause efficiente, la faculté, la raison, excluant l'utilité de la cause déterminante. En dehors de tout fait sensible, la raison pourrait exister sans doute, mais je ne conçois pas comment elle pourrait manifester son existence par des phénomènes perceptibles pour la conscience. Les rationalistes ont tort, en outre, d'être exclusifs en ceci : ce n'est pas l'idée qui est innée, c'est la faculté dont l'idée est le phénomène, et la faculté de concevoir l'existence de l'absolu, de l'infini, ne doit pas être considérée comme nécessairement innée en nous à d'autres titres que la faculté, dont l'existence s'exprime par des idées d'un autre ordre; en un mot, si, pour avoir certaines idées, l'homme doit avoir innée en lui la faculté de les concevoir, il nous semble qu'il en doit être ainsi de toutes ses idées, et que même, s'il sent, s'il perçoit, ce ne peut être que parce que dans son organisation se trouve inné, aussi bien le pouvoir de sentir, que celui d'agir ou de penser, pouvoir qui pourra rester, s'il est permis d'ainsi parler, à l'état latent, jusqu'à ce qu'une cause déterminante intervienne qui suscite un phénomène, une manifestation enfin de son existence.

II. Des facultés en général.

L'âme humaine, et par là, sans opinion préconçue, il faut entendre le pouvoir moral de l'homme, son intelligence dans le sens le plus vaste du mot, existe, qu'on la conçoive dépendant comme fonction d'un organe ou simplement comme liée d'une façon intime, dans ses manifestations, à l'état d'un organe matériel; l'âme existe, car son existence se manifeste par un grand nombre de phénomènes très-divers dont l'étude est l'objet de la psychologie.

Pour entreprendre méthodiquement l'étude de tous ces phénomènes, l'esprit n'a pas d'autre marche qu'il puisse adopter que celle suivie dans l'étude expérimentale des phénomènes physiques. De même qu'après les avoir observés, on dit des corps qu'ils ont des propriétés, et par là on entend les causes efficientes, supposées dans notre esprit, des phénomènes à eux propres, caractéristiques, qui sont les seules parties de leur nature appréciables pour nous, comme la propriété d'être pesant, d'être ductile; ainsi ne peut-on nullement concevoir l'homme qu'avec des propriétés à lui appartenant; les propriétés de l'homme moral, celles que nous jugeons les causes de ses phénomènes intelligents, sont nommées facultés. Nous voyons que l'intelligence, l'âme ressent l'influence des choses qui sont en de hors d'elle, et, de même que, voyant un corps occuper une portion de l'espace à l'exclusion de tous les autres, nous lui avons attribué la propriété d'être impénétrable, de même nous disons que l'âme a la faculté de sentir. L'âme réagit sur le monde extérieur, elle a la faculté d'être active; enfin elle pense, elle conçoit : l'âme a la propriété ou plutôt la faculté de penser, de concevoir. Il existe une si grande différence entre la cause inerte, brute, que nous concevons propriété de la matière, et la cause sensible et active qui, en notre esprit, constitue la faculté de l'âme, que tous les psychologistes ont sanctionné la différence dans les mots. En outre les phénomènes que nous attribuons aux propriétés dans les choses sont tous perçus par nos sens extérieurs ; tandis que les phénomènes attribuables aux facultés ne sont perceptibles, pour chacun en soi-même, que par le sens interne, la conscience ; et même la difficulté de cette espèce d'observation est certainement la cause la moins contestable de toutes les erreurs des théories psychiques.

L'intelligence humaine est ainsi organisée, et c'est là un caractère évident d'imperfection, que, pour penser, il faut que l'objet au sujet duquel elle va penser ait ou qu'elle lui crée au préalable une espèce de réalité, de forme saisissable, qui serve à la marche inductive ou déductive de jalon, de point de repère, sans lequel presque immédiatement l'intelligence s'égare. Nous ne sommes peut être pas bien compris ; nous voulons simplement rappeler l'indispensable utilité du langage ; sans lui il n'est pas douteux que l'homme pourrait avoir des idées ; mais sans les mots qui représentent les idées, il est très-permis de croire qu'il lui serait difficile de raisonner. Or notre esprit, qui se sent d'autant plus à l'aise qu'il conçoit mieux la réalité perceptible de l'objet, au sujet duquel s'exerce la pensée, est encore enclin par sa faiblesse à considérer bientôt comme incontestablement réelle la forme fictive qu'il a d'abord créée à l'objet, afin de fixer sa pensée. Si bien que trouverait-on sans peine des physiologistes qui parleraient de l'imagination, du raisonnement, de la volonté, sans qu'il répugnât, tout au contraire, à leur esprit de considérer ces fonctions de l'intelligence comme différentes au même titre les les unes des autres, que la salivation, la déglutition, la chimification, etc.

Nous ne reviendrons pas sur ce que nous avons dit : le mot faculté ne représente qu'une idée, et, comme le disait M. Londe à l'Académie, si le langage métaphysique et le jargon physiologique disent quelquefois autre chose que la physiologie, cela tient à ce qu'ils transforment en êtres réels des mots dont l'objet est de soulager l'entendement. Cette appréciation est vraie ; seulement ce ne sont ni le jargon psychologique, ni le langage philosophique, qui ont le tort que leur impute M. Londe, mais seulement les gens qui attribuent aux mots, qu'il faut bien employer pour s'entendre, un sens et une réalité d'objet qu'ils n'ont pas.

Il nous faudra souvent employer, dans le cours de ce travail, une expression consacrée par l'usage : lésion de l'intelligence, lésion de la volonté, etc. ; et comme cette manière de parler est éminemment vicieuse, la faculté ne pouvant être lésée, puisque le mot faculté est une idée dont l'objet n'existe que dans l'esprit qui la conçoit, il est nécessaire d'exprimer ce que nous entendrons par cette manière de parler.

Forcé d'étudier expérimentalement tous les phénomènes intellectuels, l'esprit serait bientôt perdu s'il n'employait la méthode analytique qui consiste à grouper, suivant leurs caractères analogiques, les phénomènes qui tombent sous son observation ; puis à attribuer chaque groupe de phénomènes analogiques à une cause efficiente, à une faculté. Quand il nous arrivera de parler de la lésion d'une faculté, nous entendrons simplement une modification, une manière d'être des phénomènes d'un certain ordre et non d'un autre, des phénomènes que notre esprit conçoit, tous comme les effets de cette cause efficiente conçue par lui pour la plus facile compréhension des faits.

Et avant de commencer l'étude des facultés et de leurs différentes manifestations, ou plutôt l'étude des phénomènes qui, par leur différence, légitiment notre manière de parler, établissons tout d'abord quel est le caractère essentiel de la faculté.

De même que ce que, dans notre langage, nous appelons la propriété existe toujours et dans le temps même où aucun phénomène ne vient manifester son existence (ce qui peut être conçu dépendant de l'absence actuelle d'une cause déterminante, dont l'intervention est nécessaire à l'apparition du phénomène) ; de même la faculté, et c'est là son essentiel caractère, n'est pas conçue existant seulement parce que dans le moment actuel un phénomène surgit, qui prouve qu'elle existe ; le fait seul, que mon esprit conçoive qu'un phénomène pourrait surgir, implique évidemment que la faculté existe. Car, si l'effet ne peut exister sans que la cause préexiste, la cause peut très-bien être conçue existant dans le moment même où elle ne produit pas l'effet que mon esprit conçoit qu'elle pourrait produire.

Analysant les phénomènes de toutes sortes qui sont les effets dont les facultés sont les causes, on voit qu'ils peuvent tous se ranger en trois groupes : 1° *Phénomènes de passivité :* l'âme est en rapport avec le monde extérieur, avec notre organisme, avec elle-même; elle subit l'influence de ces milieux ; elle est passive ; elle sent ; elle a la faculté de sentir, qu'on nomme la sensibilité. 2° *Phénomènes d'activité :* après l'influence qu'elle vient d'éprouver, après le phénomène de la sensibilité, l'âme réagit, devient active ; elle a une faculté qu'on nomme l'activité. 3° *Phénomènes qu'on peut nommer intermédiaires :* le plus souvent, après avoir senti, l'âme pense avant d'agir ; elle connaît au sujet du fait sensible ; elle a une faculté à laquelle est réservée plus spécialement la dénomination de faculté intelligence ou d'entendement.

PARAGRAPHE II.

DE LA SENSIBILITÉ, DE L'ACTIVITÉ EN GÉNÉRAL.

I. De la sensibilité.

Tous les phénomènes qui, comme effets, sont attribuables à la sensibilité, tous les phénomènes sensibles sont de deux ordres : ceux perçus en nous et qui, déterminés par l'action sur nous du monde extérieur ou de notre organisation physique, ont été auparavant transmis par nos appareils sensoriaux, et ceux venus du moi et perçus en nous sans l'intermédiaire d'appareils organiques; les sensations enfin venues du dehors, du monde extérieur, de la matière, du non moi, du corps; et les sentiments venus du dedans et perçus par la conscience ou perception immédiate interne, faculté en tout analogue à la faculté que nous avons de percevoir à la suite de l'action sur les organes des sens.

Tout phénomène sensible, qu'il vienne du dehors ou qu'il vienne du dedans, se traduit en nous par une émotion et une impression : ce ne sont pas deux actions diverses, mais la même action envisagée à deux points de vue différents. Plus l'action est énergique, plus, en général, l'émotion est forte; plus l'émotion est forte, plus l'impression est faible. Lorsque nous traiterons de l'intelligence, nous parlerons explicitement de l'impression, qui n'est que l'action sur la sensibilité, considérée dans ses conséquences, comme élément de connaissance.

Les caractères essentiels de tout phénomène sensible sont de produire toujours ou du plaisir ou de la peine, l'expérience le démontre, conséquemment d'être nécessaires; s'il en était autrement, nous nous soustrairions toujours aux sensations ou aux sentiments pénibles. L'observation autorise encore à dire, de toute cette classe de phénomènes, qu'ils sont dans leurs effets excessivement mobiles et variables : car, si le même fait de sensibilité ne produit pas, chez le même individu, la même émotion, à deux moments, il est évident que l'effet produit différera encore bien plus chez deux individus différents. Chacun a ses idiosyncrasies morales dépendant de son caractère, comme ses idiosyncrasies physiologiques dépendant de son tempérament.

Parmi les phénomènes sensibles, il en est un grand nombre qui nous mettent en communication avec le monde extérieur ; ce sont les sensations externes. Les sens, chacun dans l'ordre particulier de ses attributions, transmettent, comme nous le verrons en parlant de l'intelligence et de l'erreur, des éléments de connaissance à notre entendement, lesquels éléments sont simplement les modes d'action spéciale qu'exercent, sur chacun d'eux, les phénomènes de la matière, qui sont ses attributs, et que notre esprit rattache, comme effets, à ce qu'il appelle les propriétés des corps.

Il existe tout un ordre de phénomènes sensibles, nommés sensations internes, qui sont déterminées non plus par l'action sur nous des choses en dehors de nous, mais par l'action sur nous de notre organisation physique. Ces phénomènes sont déterminés par l'action du corps sur l'âme, de l'homme physique sur l'homme moral : tels sont les besoins, les instincts, qui fournissent aussi, eux, incontestablement des matériaux à l'entendement, des éléments à la connaissance.

Enfin, outre les deux classes de phénomènes perçus en nous, par l'intermédiaire des appareils organiques sensoriaux et nerveux, il existe encore incontestablement toute une grande série de phénomènes sensibles perçus par la conscience ou sens interne : ce sont les sentiments, les passions, se produisant comme les sensations physiologiques, et portant comme elles le cachet de la nécessité, du plaisir ou de la peine, de la variabilité. On ne peut guère essayer de classification psychologique des passions, basée sur les caractères qui leur appartiennent, puisque leurs caractères essentiels sont aussi les essentiels caractères de tous les autres phénomènes sensibles ; il n'est possible de les distinguer que dans leur expression conséquente, comme mobiles de nos actions. Toutes les fois que nous agissons, l'intelligence ayant délibéré, nous avons basé notre détermination sur la considération de l'espèce des circonstances actuelles, dont la connaissance nous est venue par les sens, et aussi toujours le sens de l'action résolue varie plus ou moins, suivant la nature des sensations internes et des passions, dont l'action se fait sentir au moment. Nous reviendrons sur cette importante question, quand il s'agira de l'appréciation de la valeur de l'acte commis ; d'ailleurs nous aurons surtout à considérer l'influence passionnelle, quand il s'agira de l'appréciation d'un grand nombre de formes des maladies mentales qui, le plus souvent, prennent leur point de départ non dans l'influence des sensations externes ou internes, mais dans celle des sentiments, des passions. Disons ici que les passions rentrent toutes très-bien dans deux grandes classes : celles qui s'accompagnent d'un sentiment de bien-être perceptible par la conscience, l'amour de soi ou des autres; celles qui s'accompagnent d'un sentiment pénible et que, par opposition aux précédentes, on appelle mauvaises passions, la jalousie, l'envie, etc., formes passionnelles qui reviennent toutes et toujours à la haine, de même que l'expression générale de celles de l'ordre opposé revient à l'amour.

Ce qu'il importe ici de constater, c'est la nécessité des phénomènes sensibles, à l'action desquels il ne nous est que par exception et bien rarement possible de nous soustraire, et leur influence, laquelle, l'étude de l'activité et de l'intelligence le prouvera, est toujours cause déterminante, immédiate ou médiate de nos actions. Il est évident que l'imperfection est le caractère de notre sensibilité, et ce caractère est la conséquence de tous les autres, mobilité, variabilité, nécessité, douleur ou plaisir appartenant au phénomène sensible; si à deux moments l'impression douleur ou plaisir, déterminée par l'action du même agent sur notre organisation sensible, n'est pas mathématiquement la même, à l'un des deux moments la sensation est plus près de la perfection qu'à l'autre moment. Il y a donc des degrés pour notre sensibilité! L'esprit ne conçoit pas de degrés dans la perfection.

II. De l'activité en général, de l'activité spontanée.

L'âme qui vient de percevoir une sensation venue du monde extérieur, ou un sentiment, agit, et l'action est attribuée à une cause efficiente essentielle, la faculté activité. Si une sensation pénible vient de frapper un des organes des sens, de suite l'activité de l'âme, entrant en jeu, se traduira par une série de mouvements de l'organisme, mouvements qu'elle exécutera avec ses moyens, dans le but de soustraire l'organe affecté à l'influence pénible sous laquelle il se trouve : un individu touche un corps à une température élevée, il éprouve une sensation douloureuse, et aussitôt il retire brusquement la main. Un sentiment vient tout à coup vous placer sous une impression pénible; aussitôt paraît l'influence de son activité, cherchant à soustraire l'âme à sa tristesse, soit en suscitant des opérations de votre intelligence capable de tempérer l'émotion pénible par l'autorité de la raison, soit en évoquant des souvenirs, des idées éloignées de l'influence actuelle, en essayant enfin de donner le change à votre perception intérieure. Ce n'est pas à dire évidemment que réussiront toujours le mouvement physiologique ou l'action intellectuelle; le phénomène sensible est nécessaire, donc il s'impose; d'ailleurs, que vous réussissiez ou non toujours à vous soustraire par le mouvement à l'influence de la cause qui produit la douleur, ou bien à contreblancer l'influence des idées des sentiments qui vous attristent, peu importe; ce que nous tenons à constater n'est pas le résultat obtenu, mais la relation, le rapport évident qui unit le fait d'activité, l'effort, au phénomène sensible; de la même façon que le phénomène déterminé est toujours uni à celui qui le détermina.

Tout fait d'activité se traduit par une action physiologique de l'appareil du mouvement, du moins chez l'homme dans l'état normal; car le fait d'activité même exclusivement appliquée à l'intelligence, dans l'attention, se traduit, aussi bien que le fait de réaction de l'activité sous l'influence passionnelle, chez l'homme que les principes de l'éducation morale forcent à se contenir, par les mouvements d'une partie de l'appareil musculaire, qui, plus délicatement perfectionnée chez l'homme que chez les autres animaux, n'est pas certainement le moindre de tous ses caractères de supériorité. Nous voulons parler de l'appareil de l'expression faciale, appareil si délicat et si parfait, qu'il reflète immédiatement la moindre nuance de sensibilité morale, en caractères sur la signification desquels on se trompe rarement, sans que pourtant il soit souvent possible de saisir réellement en quoi réside le changement d'expression.

Les phénomènes d'activité peuvent se classer en plusieurs groupes; nous ne parlerons ici que de ceux dits d'activité spontanée, c'est-à-dire des phénomènes d'activité qui, apparaissant dans le moment même qui suit la sensation, ne laissent point de place à une opération de l'intelligence toujours plus ou moins longue, mesurable dans le temps, et ne sont précédés que d'un fait de sensibilité : telle l'action de l'homme qui, touchant un corps très-chaud, retire brusquement la main. Évidemment, tous les phénomènes d'activité spontanée sont nécessaires, puisqu'ils ne sont pas précédés d'une intervention de l'intelligence, seule capable de leur imprimer le cachet de la liberté; mais ce qui les différencie des phénomènes de la sensibilité, c'est qu'ils ne sont pas nécessairement marqués des caractères de plaisir ou de peine que ces phénomènes portent fatalement toujours avec eux. Ici nous devrions parler d'un mode spécial d'activité spontanée de l'âme, le désir; mais nous en traiterons seulement après avoir passé en revue tous les autres modes d'activité, avant de traiter la question du libre arbitre.

La cause déterminante du fait d'activité spontanée est le phénomène sensible qui l'a précédé immédiatement; le phénomène sensible antécédent n'est que la cause déterminante médiate du fait volontaire, dont la cause déterminante immédiate est, dans l'opération intellectuelle qui précède l'action, la conception d'un rapport de convenance entre la sensation perçue et telle manière, suivant laquelle il faut agir, plutôt qu'agir suivant telle autre. Pour arriver à la conception de ce rapport, plusieurs opérations de l'intelligence sont souvent nécessaires; aussi est-ce pour cette raison que, dans l'action volontaire, l'acte ne commence pas immédiatement après la sensation perçue. Il est un certain nombre d'actions spontanées auxquelles on a spécialement réservé la dénomination d'instinctives; l'instinct serait la cause efficiente de ces actions, comme l'activité spontanément celle des actions dont nous parlons. On considère comme instinctives des actions dont la nécessité est le caractère, et qui ne diffèrent de celles dites spontanées que par leur existence en dehors non de l'action, mais de la possibilité d'action de l'intelligence : ainsi le mouvement de succion des lèvres de l'enfant qui vient de naître. Tout ce que nous avons dit des actes spontanés se doit entendre *a fortiori* des instinctifs.

A tout ce que nous avons dit nous ajouterons que, à moins d'avoir su acquérir un empire peu commun sur soi-même, sitôt que sa sensibilité est sous le coup d'une émotion même peu forte, l'activité de chacun réagit spontanément; c'est souvent en considérant le léger mouvement de surprise, de contrariété, de plaisir, qui s'esquisse dans des circonstances de ce genre, en dehors de l'empire de la volonté, qu'il est permis de lire presque infailliblement, sur les traits d'un interlocuteur, la réponse qu'il va vous faire.

III. Du témoignage de la conscience et de la perception par les sens.

Envisageant le fait de la perception externe ou interne au point de vue de la connaissance qu'il fait naître en nous, examinons rapidement quelles idées nous devons à notre conscience, et quelles idées nous devons à nos sens.

Par la conscience nous acquérons la notion de l'existence seulement de notre propre pouvoir sensible, intelligent et actif, et nous ne pouvons pas un instant supposer que notre conscience nous fournisse un seul élément de connaissance, concernant l'intelligence de notre semblable.

La connaissance fournie ainsi par la conscience, sur l'existence personnelle, connaissance dont la source exclusive constitue à chacun son individualité, est aussi légitime que celle fournie par la perception médiate externe, touchant l'existence du monde extérieur. Si l'autorité du témoignage de la conscience et des sens n'est pas logiquement démontrable, c'est que toujours la déduction, quelque élevé qu'il soit, découle d'un point qu'on nomme le principe, lequel, inattaquable par raisonnement, n'est pas la conséquence d'une déduction, quoique que pourtant il soit marqué du cachet de la vérité, de la certitude. Si la raison admet que la matière existe, parce que notre perception sensible témoigne de son existence; certes, pouvant affirmer que je sens, que je pense, que j'agis, parce que j'ai la conscience de sentir, de penser et d'agir, je puis me permettre (sans toutefois croire faire autre chose qu'exprimer simplement un fait) d'en conclure : donc j'existe!

Quand il s'agit pour nous d'édifier notre connaissance sur le pouvoir intelligent de notre semblable, nous ne pouvons baser notre jugement que sur la perception des faits qui, traduisant au dehors l'existence de ce pouvoir en lui, sont en tout assimilables aux phénomènes des corps; nous ne pouvons juger que d'après ses phénomènes d'activité, lesquels, s'exprimant par un mouvement physiologique, s'adressent à nos sens et, par leur intermédiaire, sont du ressort de la perception extérieure. Par la même opération de notre esprit, qui conçut la propriété dans les corps, nous pouvons simplement savoir que l'homme, qui n'est pas nous, a le pouvoir, la faculté d'agir. Et, si de lui nous arrivons à établir qu'il a trois facultés, c'est par une opération complexe de notre intelligence, par une induction, basée sur ce que les sens nous apprennent de lui, et aussi sur ce que la conscience témoigne à chacun exister en soi. J'ai la conscience de sentir et de penser; l'expérience par les sens m'a appris que mes semblables sont à peu près tous organisés de la même façon les uns que les autres, par conséquent leur organisation doit, par analogie, beaucoup se rapprocher de la mienne; si j'avais agi, j'ai la conscience que je n'aurais agi que parce que j'aurais pensé après avoir senti; cet homme vient d'agir, mes sens me l'ont appris, et cette action est la seule chose dont témoigne ma perception extérieure, mon intelligence atteint la conclusion : donc il a dû sentir, puis penser avant d'agir.

PARAGRAPHE III.

DE LA FACULTÉ INTELLIGENCE.

L'intelligence est la faculté que nous avons de connaître, de penser; on désigne souvent cette faculté par le mot entendement. Nous établirons aussi brièvement que possible, à propos de l'étude des phénomènes qui sont les manifestations de son existence, quelques points seulement indispensables à bien déterminer, afin d'éviter plus loin les définitions incidentes et surtout les erreurs, les méprises sur la signification des mots.

Tout fait de sensibilité perçu par le moi se peut, ainsi que nous l'avons dit, envisager au double point de vue de l'émotion qu'il détermine et de l'impression qui succède; l'émotion est le phénomène considéré dans ses manifestations essentiellement sensibles, au point de vue de la sensation, de l'ébranlement moral, du plaisir ou de la peine que comporte toute action sur la sensibilité; l'impression est le même phénomène, considéré dans ses conséquences ultérieures, considéré comme élément de connaissance. Une sensation ou un sentiment très-vif, qu'il s'accompagne du reste ou de plaisir ou de peine, est tout à coup perçu en vous : l'âme est ébranlée, émue, quelquefois au point même de perdre complétement la conscience de son être (dans ce cas, le vulgaire dit qu'on perd la tête); puis bientôt le calme commence à renaître, peu à peu l'agitation diminue; l'émotion s'affaiblit, l'impression commence; l'intelligence intervient, se saisit du fait, conçoit au sujet de tout ce qui vient de se passer, se forme une idée, ou, pour parler plus rigoureusement, juge, sinon immédiatement de la cause qui l'a produit, du moins de quelques-unes des conditions du milieu desquelles a surgi la cause déterminante du phénomène.

Les divers modes de manifestation d'existence de notre entendement, de la faculté que nous avons de connaître, se peuvent tous rapporter à trois : raisonner, après qu'elle a jugé, et juger après qu'elle a conçu ; concevoir, juger, et raisonner.

I. De l'idée.

Le raisonnement étant composé de plusieurs jugements et le jugement de plusieurs idées, l'élément indispensable à toute opération de l'entendement est l'idée, la notion, la conception, qu'on pourrait définir : l'effet primordial, essentiel de la puissance intelligence. Dans le phénomène de concevoir, il y a deux termes à considérer : la subjectivité, l'acte de l'esprit qui conçoit, l'opération ; et l'objectivité, l'objet conçu. « Par abstraction, dit Jouffroy, en parlant de nos idées, on peut séparer la conception de l'énergie intellectuelle qui la produit, mais l'idée n'est point une chose qui puisse, dans l'esprit ou ailleurs, subsister indépendamment de cette énergie nécessaire à la produire ; elle n'est que l'acte de cette énergie, comme la blancheur n'est que la qualité de ce qui est blanc. » Nous ne traiterons ici la question ni de l'origine des idées, ni de leur valeur objective ; subjectivement toutes les idées ont la même valeur, puisque toutes sont le même effet de la même action intellectuelle. Quelles que soient son origine et son objectivité, l'idée sera simplement pour nous la notion, conçue par l'intelligence, de l'existence, de la substance, de la cause, du phénomène, de l'attribut, de tout ce qui enfin, verbe, sujet ou attribut, dans le langage, se représente par un mot.

II. Du jugement.

Si l'idée est l'élément essentiel de toute opération de notre entendement, le jugement est l'opération essentielle du pouvoir à nous appartenant de connaître.

Le jugement est une opération de l'intelligence qui consiste à rapprocher deux idées ou plutôt les objets qu'elles représentent dans notre esprit; c'est une comparaison, dont le résultat est d'établir entre ces deux idées ou entre leurs objets un rapport analogique par semblance ou par dissemblance. Énoncé, le jugement est une proposition dans laquelle l'esprit affirme ou nie du sujet l'attribut : Paul est petit, cette maison n'est pas belle.

Nous ne nous arrêterons ni au mécanisme du jugement, ni à celui du raisonnement; nous dirons seulement quelques mots de la comparaison, qui est le procédé unique par lequel notre intelligence arrive toujours à connaître.

Quel que soit le sujet duquel il pense, dès que l'entendement cherche à connaître de quelque chose (s'il fait plus qu'avoir, à la suite d'une perception sensible, une idée, ce qui est simplement concevoir et non penser), sitôt qu'il pense, on peut être certain que l'entendement compare. Il est un principe évident, c'est qu'il n'est de comparaison possible qu'entre des choses ayant au moins un caractère analogique, un caractère de similitude; or toujours, si l'objet d'une des deux idées associées tombe dans le champ de notre sensibilité, comme Pierre, la maison que je vois, l'objet de l'autre n'a d'existence qu'en notre esprit, telle l'idée de la grandeur, de la beauté. Mais d'abord l'idée générale que l'attribut représente dans la proposition est née dans l'esprit, à la suite de perceptions sensibles dont l'objet était l'analogue de l'objet, auquel mon esprit actuellement l'applique; et, si je dis Paul est petit, après rapprochement fait en mon esprit de l'idée que sa taille fait naître en moi et de l'idée que je me suis faite de la grandeur, cette dernière idée m'est venue à la suite d'observations faites par comparaison sur d'autres individus, auxquels de fait je compare Paul, par l'intermédiaire de la conception abstraite, grandeur et petitesse. D'ailleurs dans le jugement, si apparente qu'elle semble, l'opposition de leurs caractères n'est point un empêchement à l'intelligence de rapprocher, de comparer deux objets; car même, si ces deux objets ne présentent aucun autre caractère commun, ils ont du moins le caractère analogique d'avoir été ramenés à une forme semblable, subjectivement la même, d'être l'un comme l'autre une idée, et on conçoit qu'à ce titre, il n'est aucun objet que l'intelligence ne puisse, dans une comparaison, rapprocher d'un autre objet. Cette manière d'envisager les faits peut seule faire comprendre comment certaines idées, d'objets si complétement opposés, se trouvent rapprochées, cousues les unes aux autres, pour constituer la chaîne des ressouvenirs, qui se déroule spontanément dans l'état dit de rêverie.

Le mot rapport exprime le résultat de la comparaison, résultat à la conception duquel l'esprit s'est élevé en rapprochant deux idées dans un jugement; dans le langage, le résultat conçu par l'esprit, le rapport unissant les deux idées, s'exprime par un mot : être ou non être, lequel représente l'idée qui lie les deux idées rapprochées dans l'intelligence. Le rapport peut exprimer la convenance; ainsi l'idée d'une substance, le fer, sera unie à l'idée représentative d'un objet : cette lame est de fer; ou bien le rapport exprimera la non-convenance : cette lame n'est pas de fer. Dans ce dernier cas, c'est par la considération de certains caractères communs aux deux objets, tels le brillant, la dureté, que l'esprit aura été amené à rapprocher l'idée de lame de l'idée de fer; mais la considération d'un caractère différenciel, c'est-à-dire, par exemple, appartenant à la lame et non au fer, comme celui de conserver ses propriétés attractives, en dehors du contact avec l'aimant, amènera l'esprit à formuler la non-convenance : cette lame n'est pas de fer, malgré l'analogie constituée par quelques propriétés communes. Toute une autre classe de jugements exprimant la non-convenance sera constituée par des propositions, dans lesquelles l'opposition qui existe dans les idées, et surtout dans les mots, est due simplement à la forme du langage, et qui pourraient se remplacer par des propositions exprimant un rapport par convenance : ainsi il est clair que le jugement : Paul n'est pas grand, revient à celui-ci : Paul est petit! que cette proposition : cette maison n'est pas neuve, revient à : cette maison est vieille; sauf, bien entendu, la nuance convenue et attachée à la forme de l'expression.

III. Du raisonnement.

Juger, c'est établir par comparaison une relation, un rapport entre deux idées, à l'aide d'une troisième idée exprimant ce rapport; établir entre deux jugements un rapport, à l'aide d'un troisième jugement ou jugement intermédiaire qui l'exprime, c'est faire l'opération intellectuelle qu'on appelle le raisonnement. Ainsi je dis : ce vase est de verre, par suite fragile, parce que je rattache le premier jugement : ce vase est de verre, au deuxième jugement : ce vase est fragile, à l'aide du troisième jugement, conçu et non énoncé, comme dans la phrase précédente, ou bien énoncé dans une proposition qui donne au raisonnement la forme mathématique du syllogisme; ce jugement ou cette proposition intermédiaire étant : tout objet de verre est fragile.

Par le raisonnement, l'esprit arrive à formuler un simple jugement, par conséquent simplement à exprimer, à concevoir un rapport entre deux objets : ce vase est fragile; seulement, dans les cas où l'entendement ne s'élève pas, jusqu'à le concevoir *a priori*, le raisonnement est un procédé qu'il emploie pour arriver, à l'aide d'un moyen terme, à la conception du rapport qui unit deux idées.

Le syllogisme : ce vase est de verre, tout objet de verre est fragile, donc ce vase est fragile, ou plutôt : tout objet de verre est fragile, ce vase est de verre, donc ce vase est fragile, ce syllogisme, disons-nous, constitue la forme logique de la déduction, qui consiste, étant donné un principe général, lequel sert de moyen terme et s'énonce indifféremment comme première ou deuxième prémisse, à conclure au cas particulier. Nous n'avons que deux manières de raisonner, la déduction et l'induction; celle-ci, à l'inverse de la première, consiste, étant donné un cas particulier, à conclure au principe général duquel ce fait peut être considéré comme l'expression conséquente particulière, à l'aide d'un jugement intermédiaire exprimant le rapport du fait particulier au fait général, rapport à la conception duquel l'esprit s'est élevé par l'observation expérimentale de tous les faits particuliers. Ainsi cet homme a agi : toutes les fois que nous agissons (bien entendu nous supposons un mode d'action spécial), l'expérience démontre que nous avons pensé avant d'agir ; donc cet homme n'a agi qu'après avoir pensé.

Ici nous rappellerons que l'induction donne seulement une probabilité, la certitude ne peut être donnée que par la déduction ; mais on ne doit pas oublier que ça toujours été par la voie inductive de l'expérience que l'esprit humain s'est élevé à formuler les principes, desquels découlent ses conclusions déductives les plus certaines.

IV. De la mémoire, de l'enchaînement des idées, ou de la réminiscence.

Chaque phénomène intellectuel, déterminé par un phénomène sensible, et perçu par la conscience, ne dure qu'un moment ; la mémoire est la faculté que nous avons de le faire durer, de prolonger l'impression ; la mémoire est en outre et surtout le pouvoir en nous, qui, dans un moment donné, représente de nouveau à notre intelligence soit une idée, soit un jugement, antécédemment conçu ou formulé. Le jugement n'étant possible qu'à l'aide d'une troisième idée, et le raisonnement n'étant possible qu'avec l'intervention d'un troisième jugement intermédiaire, il est inutile d'insister sur le rôle important de la faculté mémoire, qui représente au moment cette idée ou ce jugement, sans lesquels toute opération de l'entendement serait impossible, excepté la conception. En outre, dans le simple jugement, une des deux idées entre lesquelles est établi le rapport est toujours une idée générale, qui, n'ayant d'existence que dans l'esprit, ne peut être présentée que par la mémoire. Chez les différents individus, la faculté qui conserve nos idées, la mémoire, se distingue par la ténacité avec laquelle elle retient les impressions et la rapidité avec laquelle elle reçoit l'impression produite, qualités qui sont en rapport inverse : on ne retient bien que ce qu'on eut peine à apprendre.

Comment s'exerce la mémoire, comment se fait la représentation ainsi dans l'esprit de l'idée née antérieurement ? Toutes nos idées s'enchaînent : l'idée actuellement présente avait un rapport quelconque avec l'idée précédente, et elle a un rapport aussi avec l'idée qui va être évoquée l'instant suivant ; appelée par l'idée qui la précède, l'idée actuelle appelle l'idée qui va la suivre, et ce fait de succession constitue la réminiscence. Pour Descartes et Mallebranche, cette association des idées est aisée à concevoir : chaque idée trace dans le cerveau un sillon, à côté de ceux tracés par les idées analogues ; dans le phénomène de la réminiscence, les esprits animaux, parcourant les sillons ainsi tracés, débordent et se déversent dans les sillons voisins. Si cette hypothèse si ingénieuse n'est plus acceptée, ce n'est pas qu'elle n'explique suffisamment bien le mode de production du phénomène ; c'est simplement parce qu'elle ne l'explique pas mieux que la théorie des causes déterminantes, théorie basée sur un principe incontestable, au lieu de l'être simplement sur un principe, non conséquence de l'observation des faits, mais de conception seulement ingénieuse, toute d'imagination, établi du reste *a priori*.

L'idée est un phénomène en tout assimilable aux phénomènes des corps, comme eux tombant dans le champ de notre sensibilité, et n'en différant que parce qu'il est du ressort de la perception immédiate interne. A la production de tout phénomène, deux causes sont nécessaires : l'une, la cause efficiente, de laquelle nous avons parlé assez longuement ; il est clair que pour penser, la condition première est d'avoir la faculté de penser ; l'autre la cause déterminante, sans laquelle l'esprit se refuse à concevoir qu'aucune idée pourrait naître jamais dans l'entendement. Le phénomène de la réminiscence ne peut pas plus être concevable pour notre esprit, sans l'existence d'une faculté, la mémoire, et aussi d'une cause déterminante, indispensable autant à faire reparaître l'idée née à un moment plus ou moins éloigné, qu'indispensable à la faire naître. Si l'idée qui naît en ce moment en mon esprit, ou que ma mémoire évoque, ne naît pas à la suite d'un phénomène sensible, incontestablement la cause déterminante de son apparition est constituée par l'espèce de l'idée, à laquelle elle succède. Et l'idée déterminante pourra directement être conçue la cause de l'idée déterminée, si l'esprit conçoit que les objets, que représentent ces deux idées pourraient être dans un jugement unis par un rapport, exprimant la convenance, ne fût-ce qu'au point de vue d'un seul caractère commun aux deux objets. Ce que nous avons dit du jugement fera comprendre comment, dans le phénomène de la réminiscence, les idées les plus opposées en apparence se trouvent rapprochées les unes des autres. Par exemple : la vue d'un couteau me fait penser au poignard, le poignard à Ravaillac, Ravaillac à Henri IV; Henri IV me fait penser à Louis XVI, la mort de Louis XVI à la place de la Concorde, etc.; toutes idées qui se suivent, parce que mon esprit pourrait les unir deux à deux dans des jugements, et parce qu'elles se trouvent unies de fait par les mêmes rapports qui les rattacheraient les unes aux autres dans des propositions successives. Par exemple : le poignard est une arme des assassins, Ravaillac était un assassin; sa victime était roi, Louis XVI était roi également, et, nouveau caractère analogique, comme Henri IV il a été tué, la place de la Révolution a été le théâtre de son exécution, etc.

Les espèces différentes des rapports par lesquels l'esprit peut assembler deux idées dans un jugement sont assez peu nombreuses et se bornent, ou à peu près, aux rapports par analogie de substance, de qualités, de position dans l'espace ou dans le temps (rapport de causalité); cependant l'intelligence peut, avec ces quelques espèces seulement, exprimer des rapports unissant indéfiniment les objets de nos idées.

Quand on dit que nos idées s'associent ou s'enchaînent, on entend seulement par là qu'elles se succèdent dans un rapport tel, que toujours la précédente est la cause déterminante, et la suivante idée, l'effet déterminé; mais cette expression n'implique rien sur la nature du rapport qui unit l'objet d'une idée à l'objet de l'autre idée. Ce qui surprend si fort l'esprit de l'homme qui, capable de remonter la chaîne de ses idées, trouve la distance si considérable, si opposée, entre le point d'où il est parti et celui où il est arrivé dans sa rêverie, est pourtant fort aisé à expliquer : dans l'état de méditation, la volonté exerçant son empire, les idées se succèdent d'ordinaire suivant un rapport d'espèce constante; ainsi un homme, fouillant dans ses souvenirs, rappellera à son esprit tous les faits qui se groupent autour d'une époque de son existence. Mais, dans l'état de rêverie, il n'en est pas ainsi, et si la première idée et la seconde sont rapprochées dans l'esprit, à cause de l'analogie de substance de leurs objets, la troisième pourra être rapprochée de la seconde, à cause d'un rapport exprimant l'analogie de position ; et, chaque idée pouvant être unie ainsi à la précédente, par un rapport d'une espèce, et à la suivante, par un rapport d'une autre espèce, il n'est rien de surprenant que l'esprit qui rêve soit bientôt emporté si loin de l'objet duquel il est parti.

V. De l'imagination.

C'est une faculté qui a la plus grande analogie avec la mémoire; si celle-ci rappelle à l'intelligence les idées, les conceptions passées, l'imagination représente à l'esprit, d'une manière sensible, les choses sensibles qui agirent, dans le temps passé, sur notre sensibilité. L'imagination est une conséquence de notre organisation sensible, comme la mémoire est une conséquence de la faculté que nous avons de connaître. Nous insisterons peu, tout ce qui a été dit de la mémoire se peut entendre de l'imagination ; car il y a enchaînement des images dans les actes de l'imagination, de la même manière qu'il y a association des idées dans l'acte de la mémoire qui constitue la réminiscence.

PARAGRAPHE IV.

DE L'ERREUR.

Avant d'entreprendre l'examen des faits dits volontaires, nous parlerons de l'erreur, qui est un mode particulier et normal de manifestation de notre faculté intelligence. Disons d'abord un mot de la certitude et de la vérité, du doute et de la vraisemblance, qui sont, avec l'erreur, les états dans lesquels se trouve toujours nécessairement notre intelligence.

I. De la certitude et de la vérité.

Être certain de quelque chose, cela veut-il dire, comme le prétendent les sceptiques, qu'on ne peut être certain que de ce qui est rigoureusement démontrable? Non, évidemment; car, si élevé qu'on le suppose, il est toujours un point, appelé le principe, duquel découle la déduction la plus logique et de conclusion le plus incontestablement vraie; et si ce principe, sur lequel repose tout le raisonnement, a un caractère essentiel, c'est de n'être pas d'existence démontrable par raisonnement. Que si, avec les sceptiques, on ne conçoit la certitude que comme conséquence exclusive d'une démonstration rigoureuse, il n'est rien au monde de certain, et leur système l'est aussi peu que le reste, puisqu'ils partent d'un principe: Si tu dis vrai en disant que je suis dans le faux, certes, je ne suis pas dans le vrai; quelle preuve as-tu que tu dises vrai? C'est comme le dogmatisme qu'il faut envisager la question de la certitude; elle n'est soluble que posée ainsi: Est-il quelques-unes de nos connaissances dont la certitude ne puisse être entamée par aucun raisonnement? Et évidemment oui, je puis affirmer quelque chose certainement, ne fût-ce que l'incontestable réalité de mon existence personnelle, et la réalité aussi incontestable de l'existence, en dehors de moi, d'un monde avec lequel je suis en antagonisme perpétuel. Basées sur ces deux principes, qui occupent, dans la série des connaissances, un rang assez élevé, toutes nos déductions nous pourront mener à des conséquences inattaquables par son raisonnement, puisque, comme nous, le sceptique ne peut partir que d'un principe indémontré. D'ailleurs, quand l'autorité du témoignage de la conscience et de la perception extérieure ne serait pas suffisante pour réduire à néant les spécieux arguments du scepticisme, tous édifiés sur une contradiction d'idées et de mots, répugnerait-il donc tant à la raison d'admettre comme certain quelque chose même indémontré, comme notre existence personnelle et celle de la matière? Au lieu de s'égarer dans un déplorable système, qui nie toute certitude, qui nie la vérité, par suite l'erreur, et qui, conséquemment, nie la liberté de l'homme. Nous croyons à la certitude dans la démonstration, conséquence de la certitude que nous avons de notre existence et de celle de la matière. Nous croyons que si la vérité tout entière est au-dessus de notre intelligence, une partie de la vérité est accessible à notre entendement; parce que, si Montaigne a eu raison de dire que nous ne connaissons le tout de rien, nous ne croyons pas rationnel d'entendre par là que nous ne connaissons rien du tout.

Qu'est-ce que la vérité? C'est le caractère essentiel dont est revêtue toute expression d'une connaissance certaine; dire d'un jugement par moi formulé, que c'est un jugement vrai, revient à dire que ce jugement exprime, entre les objets qu'il embrasse, un rapport certain, c'est-à-dire inattaquable par le raisonnement. Les sceptiques prétendent que toute vérité doit être marquée au coin d'un caractère essentiel, appartenant à la vérité exclusivement, qui nous la fasse reconnaître, qui enfin serait le criterium, seul capable de nous faire éviter l'erreur, en nous faisant distinguer le vrai du faux. Si ce criterium existait, nous ne nous tromperions jamais, et l'idée que nous sommes sujets à nous tromper n'implique pour personne que la vérité n'existe pas. D'ailleurs n'est-il pas contradictoire de prétendre que la vérité doive exister ainsi, revêtue d'un caractère essentiel, d'une qualité, qui serait plus évidente, c'est-à-dire plus certainement vraie que la vérité elle-même?

La vérité existe, et si nous ne pouvons pas toujours l'atteindre, c'est parce qu'elle n'a pas de critérium. Car le consentement universel ne peut être considéré comme un critérium; les plus incontestables vérités, celles que nous estimons telles, n'ont-elles pas toutes été mises, à une époque ou à une autre, au pilori de la raison? Et même Champfort n'est-il pas un peu dans le vrai en disant : « Il y a à parier que toute idée publique, toute convention reçue est une sottise, car elle a convenu au plus grand nombre. » Quant à l'évidence, ou clarté et distinction de nos connaissances, dont parle Descartes; quant à constater la réalité possible de l'objet de la connaissance suivant le conseil de Leibnitz; quant aux moyens indiqués par Mallebranche, de chercher à ébranler par tous les arguments possibles une vérité, afin d'arriver à la certitude par la conscience de notre impuissance contre elle : ce ne sont point là des criteriums de la vérité, mais l'énumération des plus infaillibles moyens que notre intelligence emploie pour arriver à connaître le vrai. Ce ne sont là, tirées de ses manifestations, que les preuves de l'existence de notre raison, c'est-à-dire de notre intelligence s'élevant à la possession de la vérité; ce sont les caractères essentiels, inhérents au pouvoir qui conçoit et non à l'objet conçu.

II. Du doute et de la vraisemblance.

Le point où l'esprit croit fermement, affirme, est la certitude; quand il est certain, l'esprit peut être dans le vrai, comme aussi, nous le verrons tout à l'heure, il peut être dans le faux, alors qu'il affirme le vrai. Quand l'*esprit* est dans le faux et qu'il a la certitude qu'il n'est pas dans le vrai, il peut affirmer, comme s'il était convaincu qu'il est dans le vrai : agir ainsi s'appelle mentir; ou bien nier. Ne pas croire est évidemment l'état opposé à celui de certitude.

Il est un état intermédiaire à celui qui s'exprime par l'affirmation et à celui qui s'exprime par la négation : l'esprit ne sait pas s'il est dans le vrai ou s'il est dans le faux ; il est dans le doute, seul état possible à rationnellement admettre comme conséquence, avec le scepticisme comme principe. La probabilité, la vraisemblance, est à l'esprit qui doute ce que la possession de la vérité est à l'esprit qui est certain. La certitude n'admet pas de degrés ; on est certain ou on ne l'est pas, et, en même temps, ou bien on se trompe, ou bien on ne se trompe pas ! Le doute, au contraire, admet très-bien diverses nuances ; d'ailleurs on peut être plus ou moins éloigné de la vérité. La probabilité, la vraisemblance, peut se rapprocher beaucoup de la certitude, à laquelle, du reste, elle n'atteint jamais ; la probabilité seulement est le fait de l'induction, comme la certitude est la conséquence de la déduction seulement.

III. De la certitude et du faux ou de l'erreur.

Notre intelligence n'est pas en rapport constant avec la vérité, elle est sujette à l'erreur. L'erreur est toujours le fait du jugement, l'intelligence concevant, entre les objets de deux idées, un rapport faux, c'est-à-dire un rapport qui ne les unit pas réellement, et ayant la conviction, la certitude qu'elle est dans le vrai, qu'elle possède la vérité. Cette certitude est le caractère *sine qua non* de l'erreur, et seule la différencie du mensonge, qui, lui, d'ailleurs, n'est pas un jugement faux, mais une proposition fausse : l'intelligence qui est dans le faux, est de fait dans le vrai, puisque, en affirmant le vrai, elle a la certitude qu'elle est dans le faux, ce qui est vrai. L'ignorance, elle, ne conçoit pas le rapport vrai entre les objets, mais n'énonce pas de rapport faux.

L'erreur est un fait de la faculté que nous avons de connaître ;

constituée toujours, au fond, par un rapport faux, établi entre les objets que représentent les deux idées du jugement vicieux, elle doit être considérée au point de vue de son origine, de la cause qui l'a déterminée.

Toutes nos erreurs se distinguent très-bien les unes des autres, non évidemment dans leur essence, puisqu'au fond elles sont toutes de faux jugements, mais d'après la cause déterminante nécessaire à leur production, d'après ce qu'on appelle les sources d'où elles proviennent.

La cause déterminante de l'erreur est évidemment la même qui aurait été cause déterminante de la connaissance vraie, à laquelle s'est substitué le jugement vicieux. Toute connaissance a nécessairement toujours pour cause déterminante, médiate ou immédiate, un phénomène sensible, et, le plus souvent, pour cause déterminante immédiate, l'intervention de l'entendement, s'exprimant par une opération ou une série d'opérations, conceptions rappelées, jugements, etc. On pourra donc très-bien distinguer toutes les espèces de nos erreurs, et c'est ce que nous allons faire en celles dont les causes déterminantes sont des phénomènes de la sensibilité, et celles qui prennent leur source dans les phénomènes de l'intelligence.

Avant de passer à l'étude des différentes espèces d'erreurs, nous allons dire un mot de ce que nous entendons par l'*absurde*. Le faux est ce qui n'est pas le vrai; le faux peut être tel, et cependant être compatible avec la raison; un fait est faux, mais mon esprit conçoit qu'il pourrait être vrai: Notre-Dame n'est pas un beau monument. L'absurde, c'est le faux en incompatibilité flagrante avec la raison; c'est le faux dans de telles conditions, qu'il est impossible à la raison de concevoir qu'il pût jamais être le vrai, ainsi : la partie est plus grande que le tout.

1° Erreurs qui prennent leur source dans les phénomènes sensibles.

Ou plutôt *erreurs dont la cause déterminante est un phénomène de la sensibilité.* Sous l'influence d'une émotion très-vive, nous voyons l'homme dont la sensibilité est fortement ébranlée agir le plus souvent tout à l'envers de la façon dont il agirait, et dont chacun juge en soi qu'il agirait lui-même, en dehors de l'influence de l'émotion. En ce cas, il ne faut pas estimer que l'individu se trompe : l'élément nécessaire de l'erreur est la certitude qui l'accompagne ; l'homme qui se trompe ne se trompe justement que parce qu'il est convaincu qu'il est dans le vrai, la première condition est donc qu'il ait la conscience de connaître. Or, dans le cas que nous supposons, l'émotion arrête, suspend temporairement l'impression ; au moment de l'action, il n'y a pas encore connaissance ; l'état réel en ce moment est l'état d'ignorance, l'action est spontanée, automatique. Quelquefois l'influence de leurs passions amène les individus d'une nature ardente à ce point, de leur faire perdre complétement conscience de l'espèce de l'action qu'ils commettent.

A. *Erreurs dont la cause déterminante est dans la perception par les sens.*

On est habitué à dire que nos sens sont sujets à nous tromper, et c'est bien là une des plus vicieuses expressions que l'on emploie journellement. Nous sommes, il est vrai, fort sujets à nous tromper, quand nous jugeons sur les données à notre intelligence venues par l'intermédiaire de nos appareils des sens ; mais c'est notre intelligence qui se trompe. Car enfin, ou bien il faut dire : nos sens ne nous trompent jamais, ou bien il faut admettre que toujours ils nous trompent, notre intelligence corrigeant le plus souvent, sans que même nous en ayons conscience, la donnée sensoriale erronée. L'homme, a-t-on dit, est une machine à abstraction, et c'est vrai : de quelque manière que la connaissance se fasse par les sens, elle se fait par abstraction. Chaque sens, de son côté, ne nous fait connaître que les phénomènes spéciaux qui, de la matière, l'affecte, lui, et non un autre; phénomènes qui sont attribuables, en général, à une propriété ou à un petit nombre de propriétés des corps; ainsi d'un objet : la vue nous donnera l'apparence colorée, la forme; le toucher nous renseignera sur la forme, la consistance, la densité, etc.; le goût, l'odorat, l'ouïe, nous serviront à apprécier des qualités plus spéciales encore; puis l'intelligence, s'aidant de chacune des connaissances particulières venues à la suite de l'action des divers sens, les appliquera, en synthétisant, à un même objet. Ainsi d'un corps que nous aurons regardé, palpé, odoré et goûté; nous ne pourrons dire : c'est du musc, que lorsque l'intelligence, après avoir rapproché d'abord chaque idée, née à la suite de chaque opération sensoriale, d'une idée antérieure, acquise par expérience, conservée et au moment représentée par la mémoire; lorsque l'intelligence, disons-nous, aura jugé, en rapprochant de tous les autres successivement le résultat de chacune de ces comparaisons particulières.

Outre que nos sens ne nous donnent, chacun dans l'ordre de ses attributions spéciales, que des notions séparées, et qu'on ne peut concevoir réunies et attribuées à un même objet sans une opération intellectuelle, sans une synthèse de notre esprit; qu'est-ce encore que chacun de nos sens nous apporte du monde extérieur, sur quoi nous puissions édifier notre connaissance? Prenons, par exemple, le sens de la vue et les rapports de position et de dimension des différents objets, pour la conception desquels son intervention suffit le plus souvent seule à l'intelligence. Est-ce le rapport exact, mathématique, réel, de la grandeur comparée des différents objets, que vous donne votre sens de la vue? Si, à l'entrée d'une avenue d'arbres, vous estimez que le premier n'est pas plus grand que le dernier, il n'en est pas moins incontestable que pour l'œil, il est quelquefois dix, vingt, cent fois plus grand; voyez son image peinte sur la rétine de l'œil de bœuf avec lequel vous expérimentez, ou bien simplement réfléchie sur un miroir, et comparez-la par mensuration à l'image du dernier arbre. Est-ce le rapport vrai des différents points dont la position particulière constitue la forme des objets? A l'angle d'une table, vous jugez qu'elle est carrée, et pourtant vous n'avez dans l'œil que l'image d'un quadrilatère irrégulier.

Et si notre sens le plus étendu dans sa portée nous apporte des éléments de connaissances, touchant le rapport entre elles des choses ou des différentes parties des choses, ces éléments nous donnent directement non le rapport vrai, mais simplement un rapport apparent, lequel est avec le rapport réel des choses dans un rapport constant, immuable, s'exprimant par ce que nous appelons les lois de la perspective. Ces lois, à la connaissance formulée desquelles nous nous sommes élevés par induction, expérimentalement connues de nous, nous sont un terme toujours nécessairement invoqué dans la comparaison par laquelle l'esprit cherche à s'élever, de la perception du rapport apparent des choses, à la conception de leur rapport réel. Certes cette comparaison, que nous faisons à la suite de la perception par les sens, est bien tout entière le fait de notre intelligence; or c'est à cette seule partie de l'opération complexe par laquelle se fait la connaissance, que se puisse rapporter l'erreur. Nous nous trompons sur la valeur d'un fait de la vision, parce que notre jugement n'exprime pas le rapport vrai du rapport apparent, toujours perçu, au rapport réel, que nous pouvons parfois ne pas concevoir.

Cette opération de l'intelligence, à la suite de la perception, échappe le plus souvent à la conscience, parce qu'elle n'est plus pour nous un fait réellement réfléchi, mais simplement un fait d'habitude; du reste elle repose tout entière sur l'éducation et la connaissance expérimentale des faits. Un bâton plongé en partie dans l'eau paraîtra brisé à l'intelligence d'un enfant, et, vu les connaissances acquises, le physicien, sans faire de syllogisme basé sur le principe de la réfraction, jugera immédiatement qu'il est droit.

Pour juger exactement de la valeur des données d'une sensation, il faut que l'intelligence compare la donnée transmise par le sens, à une ou plusieurs idées, représentées au moment par la mémoire, et acquises antécédemment par l'observation des phénomènes du même ordre que celui duquel il s'agit actuellement de juger. Les premières fois que les soldats français, perdus dans les plaines désertes de l'Égypte, furent frappés par le phénomène du mirage, ils y furent tous trompés; puis, l'expérience venue, le fait ne trompa plus personne; et cependant toujours sur la rétine se peignait l'image séduisante des objets, réfléchis comme par une nappe d'eau. L'erreur dura tant que l'intelligence jugea réelle la donnée sensoriale; le jour où le jugement, à l'aide des données expérimentales représentées par la mémoire des faits passés, put rectifier la sensation, il n'y eut plus erreur.

Une objection nous sera faite certainement: sous l'influence d'une lésion pathologique, l'organe du sens ne nous trompe-t-il pas réellement? Non, même dans le cas où les milieux de l'œil, par exemple, étant altérés et modifiés dans leur réfringence, dans le cas où conséquemment ils soumettent à notre jugement des matériaux donnant une forme dénaturée des objets; même dans le cas où l'altération des milieux altère la forme et la netteté de l'image, ce n'est pas notre sens qui nous trompe. Notre instrument peut avoir plus ou moins de perfection, et alors il nous donnera les moyens de sortir plus ou moins de l'état d'ignorance, ou bien le rapport apparent qu'il nous donnera des objets ne sera plus le même que celui qu'il nous aurait donné dans l'état d'intégrité; ce qui n'empêchera pas ce rapport apparent, nouveau dans son espèce, d'être dans un rapport constant avec le rapport vrai des objets, ce qui est l'essentiel, car alors l'individu en viendra à ne plus se tromper, le jour où, ayant acquis par expérience la connaissance des nouvelles lois suivant lesquelles la vérité est en rapport avec la donnée de son sens, il connaitra le nouvel instrument de connaissance, avec lequel il s'est trompé, tant qu'il a voulu se servir avec lui des données expérimentales qui lui faisaient bien juger avant qu'il fût modifié. Ce qui précède sur la vision se peut entendre de tous nos sens.

Donc l'erreur est un fait du jugement, alors même qu'on serait le plus tenté de la considérer comme un fait de sensation, et ce, « parce que, dit Descartes, nous ne voyons pas seulement par la vision des yeux, mais surtout par l'inspection de l'esprit, et si d'un corps qui est présent nous disons que c'est encore celui que nous voyions tout à l'heure, c'est seulement parce que nous jugeons en notre intelligence que c'est le même, à cause de ceci, qu'il a même couleur et même aspect..... » Notre intelligence, dans ce cas, s'élève, par la comparaison du jugement, non plus seulement à la notion d'analogie, mais à celle d'identité entre les objets qui ont déterminé les deux sensations successives, celle actuelle et celle de tout à l'heure.

B. *Erreurs venues des sensations internes.*

Les erreurs du jugement qui prennent leur source dans les phénomènes de la sensibilité, qu'on peut appeler sensations internes, sont beaucoup moins fréquentes que celles causées par les sensations qui nous mettent en communication avec le monde extérieur; cependant, chez les monomanes mélancoliques, chez les hypochondriaques, si nombreux, même en dehors des asiles d'aliénés, on trouve de fréquents exemples dans lesquels, à l'influence de l'imagination se peut très-bien ajouter celle de perceptions attribuables à des sensations internes, influences qui sont des causes incontestables de l'erreur. Tel individu se croit phthisique, tel autre se sent le foie rongé par un cancer; celui-ci est convaincu qu'il a un crapaud dans l'estomac, celui-là qu'il lui pousse des champignons dans le rein; on pourrait, à l'infini presque, multiplier les exemples. Ce qu'il importe d'établir, c'est que, dans tous les cas d'erreurs de ce genre, l'erreur est constituée encore par un jugement vicieux.

Vous souffrez dans l'hypochondre droit; la perception de la douleur, voilà le fait de sensibilité; vous attribuez une cause à cette douleur, en disant que vous êtes affecté d'un cancer du foie; là est l'opération intellectuelle, là est aussi l'erreur. Il n'est guère douteux que la douleur existe chez tous les individus atteints de maux imaginaires, ou plutôt attribués par eux à des causes chimériques; et c'est même un fait excessivement remarquable que la réelle existence de la perception de cette douleur physique même, l'expérience le prouve, chez des individus parfaitement sains de corps et simplement malades d'esprit. Pour expliquer cette douleur, nous ne trouvons pas de théorie plus rationnelle que celle que nous adopterons au paragraphe de l'hallucination; elle est réellement à la perception du malade ce que l'erreur sensoriale est à l'halluciné, et l'objet auquel le malade l'attribue (cancer, crapaud, etc.), et à l'existence duquel il croit, comme s'il le touchait, si bien qu'il est impossible de le convaincre, si ce n'est quelquefois par un simulacre d'ablation, est à son intelligence ce que l'individu qui lui parle, qui le domine, qui l'excite, est à celle de l'halluciné.

C. *Erreurs venant des sentiments moraux, des passions.*

L'existence des jugements faux, basés sur les sentiments moraux, n'est pas contestable. Chacun sait très-bien que, sous l'influence de nos passions, sous l'influence de l'amour et de la haine, nous sommes très-portés à nous tromper en nos jugements. Sous l'influence du sentiment qui le domine, de sa passion, qui l'aveugle, est-ce que tout amoureux ne juge pas celle qu'il aime plus désirable que toutes les autres? N'est-il pas prêt à proclamer tout haut le mauvais goût du grand nombre, qui, pour cause, ne juge pas comme lui? La mère de famille ne se trompe-t-elle pas dans l'appréciation qu'elle fait des qualités morales ou des capacités intellectuelles de ses enfants? Et, s'il a quelque sujet de ne pas affectionner un de ses semblables, n'arrive-t-il pas, tous les jours, à chacun de nous, de se méprendre et de ne savoir pas rendre justice à ses vertus, à ses qualités, ou même simplement à ses mœurs? Enfin même, n'est-ce point un peu parce que chacun de nous est beaucoup trop porté à juger ses propres actions, avec toute l'indulgence qui le guide en ses jugements sur ceux qu'il affectionne et qu'il aime, que cette opinion est généralement adoptée : que nous sommes tous peu capables de nous bien juger nous-mêmes ?

L'influence qu'exercent sur nos actions et sur les délibérations intellectuelles qui les précèdent, nos penchants, nos passions, nos goûts particuliers, est incontestable, et l'intervention de cette influence est la cause d'un grand nombre de nos erreurs.

Avant de passer à l'examen des causes de nos erreurs, qui sont des phénomènes de l'intelligence, nous allons dire un mot des instincts, besoins et appétits qui rentrent dans la classe des sensations internes. Certes, sous l'influence de l'action qu'exerce sur elle notre organisation physique, notre intelligence peut se tromper, et juge même souvent autrement qu'elle n'eût jugé en dehors des conditions spéciales dans lesquelles cette influence la place. Mais le plus souvent, l'influence des besoins actuels ne nous amène pas précisé à nous tromper : un besoin physiologique se fait sentir; s'il n'est satisfait, un moment arrivera bientôt où son action sur la sensibilité se traduira par une perception douloureuse, qui nous jette dans un état analogue à celui dans lequel une émotion forte met immédiatement notre entendement. Ébranlés par la douleur, ce n'est pas à nous tromper surtout que nous sommes amenés; mais c'est à ne pas connaître, à ignorer, à perdre même conscience de nous-mêmes, après avoir auparavant perdu conscience des circonstances qui nous entourent. Évidemment d'ailleurs c'est à son maximum d'intensité seulement que la douleur nous frappe ainsi, et la douleur morale, résultat conséquent de la connaissance acquise, pourra être accrue par la réflexion, jusqu'à nous amener, aussi elle, à ce point. Ainsi souvent voit-on des individus, forts contre eux-même à la première nouvelle, pâlir, trembler et s'évanouir enfin, après avoir, par la pensée, mesuré en eux toute la portée du malheur qui les accable.

Notons ici que Bacon compose la quatrième classe des erreurs (*idola theatri*) des erreurs venues de la conscience, de la perception réfléchie, et desquelles l'existence est démontrée par la diversité des systèmes philosophiques ; ces erreurs sont les conséquences de la difficulté de l'observation des phénomènes psychiques.

2° Erreurs qui prennent leurs sources dans les phénomènes intellectuels.

Certaines erreurs, dont les causes sont des phénomènes de l'intelligence, ne sont que les conséquences des erreurs venues de notre sensibilité. Une erreur venue par nos sens, par exemple, conservée et représentée à un moment par la mémoire, nous mènera nécessairement à une conclusion erronée, si logiquement conduite qu'ait été notre déduction. Or il faut bien admettre que le pouvoir que nous avons de conserver nos jugements conserve aussi bien ceux qui sont entachés d'erreurs que ceux revêtus des caractères de la vérité.

A. *Erreurs venues de la mémoire.*

En dehors du cas dont nous venons de parler, nous pouvons édifier des jugements erronés sur les données à nous représentées par la mémoire. Et il est facile de concevoir qu'il en puisse être ainsi en songeant au nombre énorme d'idées que la mémoire conserve, aux rapports qui peuvent servir indéfiniment à les unir les unes aux autres, et par suite à la collection incalculable de jugements qu'elle est à même de nous représenter au moment. Une idée est toujours rappelée à la suite d'une autre idée, à laquelle elle est liée par un rapport quelconque; nous sommes dans l'erreur, si nous ne jugeons pas exactement du rapport qui les unit. Ainsi souvent rapportons-nous à un individu un renseignement dont nous nous souvenons, et qui nous a été donné par un autre; ainsi, d'un fait rappelé par la mémoire, jugerons-nous qu'il s'est passé à une époque, tandis qu'il devrait être rapporté une autre; ainsi jugeons-nous quelquefois d'un attribut en l'appliquant à un objet, dont nous avons le souvenir, qui n'est pas tant s'en faut celui auquel il appartient, et que notre mémoire ne nous rappelle pas.

Ce que nous avons dit des rapports différents, qui peuvent presque tous servir à unir toutes nos idées, aidera à concevoir qu'une idée en suscite une autre, à l'aide d'un rapport différent de celui qui, à une époque plus ou moins éloignée, servit à enchaîner à elle l'idée que nous croyons rappeler, et que nous ne rappelons pas uniquement à cause de ceci : que nous n'avons pas présent à l'esprit le rapport qui l'unissait à l'idée, à laquelle nous rattachons par erreur une autre idée.

La mémoire, qui peut, par l'ordre dans lequel elle nous représente nos idées, nous amener à juger faux de leur valeur respective, peut encore rester en défaut, ne nous pas rappeler ce dont nous voudrions nous souvenir, et c'est là la preuve la meilleure qu'elle n'est pas parfaite.

B. *Erreurs venues de l'imagination.*

Faculté qui a la plus grande analogie avec la mémoire, l'imagination est le point de départ de beaucoup d'erreurs. Nous jugeons quelquefois d'existence réelle des faits, des circonstances, sous l'influence desquels nous jurerions avoir été placés, à cause de la netteté de l'impression laissée en nous, et qui pourtant n'ont existé qu'en rêve. Quelquefois encore nous surprenons-nous à juger réelle l'existence d'un objet chimérique, composé en notre esprit par l'imagination, le façonnant des attributs divers de plusieurs objets souvent opposés. Notre jugement se trompe, en établissant la réalité d'existence d'objets dont n'existent que les images en nous, il est vrai, de la même façon exactement (et c'est là ce qui fait concevoir comment on se trompe) que celles des choses d'existence incontestable.

La mémoire et l'imagination jouent, dans les erreurs de l'aliéné, un rôle bien plus important que dans les erreurs de l'homme en état dit de raison ; au lieu de s'occuper des circonstances actuelles et des choses présentes, dans l'appréciation desquelles il est permis à la raison la plus froide de se tromper, l'aliéné s'occupe d'objets et de circonstances chimériques, puisqu'elles n'existent pas, et ses erreurs viennent de ce que les opérations intellectuelles sont édifiées avec cette espèce de matériaux.

C. *Erreurs venues du jugement et du raisonnement.*

Un jugement faux peut, comme conséquence, être déduit d'un autre jugement vicieux, non basé sur un fait de perception sensible. Les principes erronés, tenant comme conséquence à l'influence des milieux dans lesquels on a vécu, sont en nombre si considérable qu'il serait hasardeux d'en entreprendre la nomenclature. Les préjugés, les idées préconçues qui, servant de principes, mènent l'esprit, comme conclusion, à des jugements faux, dépendent moins en somme de l'intelligence de l'individu, qui le plus souvent les admit sans examen, que de l'action des agents éducateurs. L'éducation, en les prenant à leur naissance, a une action puissante pour imprimer à ses facultés une direction que, par paresse le plus souvent, à supposer qu'il n'existât pas d'autre motif, un esprit, même plus élevé que le vulgaire, ne songera pas à changer plus tard.

Sans parler des sophismes, nous dirons un mot des erreurs de raisonnement, qui sont l'apanage exclusif de certaines intelligences, spécialement douées. Il nous est arrivé quelquefois de rencontrer des esprits d'une nature exceptionnelle, qui, n'attachant aucune espèce d'importance au raisonnement même déductif, semblent n'employer jamais la forme logique que pour simplement sacrifier à l'usage. Il est des esprits si malheureusement organisés, que ne saisissant jamais l'identité analogique des rapports, ils concluent presque toujours à l'inverse de ce qu'on eût été en droit d'espérer d'après leurs prémisses; sans qu'on puisse attribuer un si déplorable abus à autre chose qu'une tournure particulière de leur esprit, incapable de distinguer le vrai du faux, et doué d'aussi peu de raison que possible.

D. *Erreurs venues du langage.*

Nous n'avons à parler ici que du langage articulé, conventionnel; le langage naturel nous induit bien rarement en erreur, et il n'est guère besoin d'expérience pour saisir la signification de l'expression faciale, puisqu'elle est compréhensible pour l'enfant à la mamelle.

Les phrases, composées de mots dont la signification a été convenue, ne rendent point souvent toutes les nuances que nous voudrions exprimer; chacun a éprouvé fréquemment des difficultés à faire bien comprendre sa pensée, et c'est là la source de toutes les erreurs que nous devons au langage : nous croyons avoir saisi la pensée de l'homme qui nous parle ou de l'auteur que nous lisons, et la pensée que nous avons n'est pas la sienne, comme nous le croyons, mais simplement une pensée que nous exprimerions par la phrase dont il s'est servi. L'imperfection des moyens que nous avons de nous communiquer nos idées est la cause de beaucoup d'erreurs dans les échanges que nous faisons.

E. *Erreurs venues du témoignage de nos semblables.*

En parlant de la certitude, au commencement de ce paragraphe, nous n'avons pas parlé de l'autorité du témoignage de nos semblables, dont nous ne dirons ici que quelques mots. Que cette tendance soit naturelle, qu'elle découle des premières habitudes de la vie sociale, instinctivement ou plutôt spontanément, nous sommes portés à croire le témoignage de notre semblable; or les jugements que nous basons sur cette autorité peuvent être entachés de faux, pour deux raisons : ou bien parce que notre semblable se trompe, ou bien parce qu'il veut nous induire en erreur. En matière de faits, je puis avoir, basée sur l'autorité du témoignage d'autrui, une certitude morale, qui comporte des degrés, comme la probabilité, la vraisemblance ; suivant le caractère du témoin, j'aurai la possession de la vérité, moins sa démonstration. En matière de principe, l'intelligence de mon semblable a, dans la démonstration, simplement guidé la mienne; ce n'est plus à son témoignage, mais à celui de ma raison, que j'aurai à me rendre. Aussi l'erreur ne peut-elle venir du témoignage de notre semblable qu'en matière de faits seulement.

Conclusions importantes.

De ce qui précède, il ressort que l'erreur est toujours et ne peut être qu'un fait de jugement.

L'erreur est un mode très-normal, physiologique s'il est permis d'ainsi parler, d'exercice de notre intelligence : l'imperfection de nos moyens de connaissance, de nos sens, de notre perception interne, n'a pas besoin d'être demontrée; une simple observation suffit à prouver l'imperfection des moyens d'action en notre pouvoir, et les limites étroites dans lesquelles nous sommes renfermés. Il serait absurde de prétendre que notre seule faculté intelligence dût être revêtue du caractère de la perfection, qui laisserait si loin derrière elle nos deux autres facultés essentielles. L'erreur est un mode normal d'exercice, de manifestation de l'intelligence, et seulement la conséquence de son imperfection, comme la limite du pouvoir, la faiblesse est la conséquence de l'imperfection de notre faculté activité. Si notre intelligence n'était sujette à l'erreur, nul autre terme ne pourrait exprimer son état que celui-ci : l'intelligence humaine est parfaite.

Et d'ailleurs enfin, si l'erreur n'était un état dans lequel je tombe involontairement, une conséquence nécessaire de mon imparfaite organisation, il me serait impossible de mentir pour deux raisons : d'abord je ne saurais pas ce que c'est que le faux, ensuite je n'aurais nulle chance d'induire en erreur mon semblable, aussi parfaitement organisé que moi. Mais, si je suis responsable, si mon action est revêtue du caractère de la liberté, c'est parce que j'étais à même de dire le faux, dans le moment où j'ai dit le vrai. Supprimez une des deux alternatives, vérité ou erreur, dans l'action, l'autre est évidemment nécessaire : la liberté cesse d'imprimer son cachet à mon action ; n'étant plus libre, je ne suis plus responsable, la société n'a pas le droit de m'infliger de peine, etc.

Je suis responsable, parce que je suis libre ; je suis libre, parce que je puis mentir ; je puis mentir, parce que je connais le faux ; je connais le faux, parce que l'erreur est un état pour moi nécessaire ; l'erreur est un état nécessaire pour moi, parce que je suis imparfait. Maintenant, qu'on établisse la conclusion, en adaptant la première proposition d'un des deux premiers termes à la seconde proposition de tous les termes suivants, jusqu'au dernier, et on trouvera sans doute logique la conclusion à laquelle nous arriverons, au paragraphe du libre arbitre.

PARAGRAPHE V.

DE LA VOLONTÉ.

Outre les phénomènes d'activité spontanée dont nous avons parlé au paragraphe 2 (II), la faculté que nous avons d'agir exprime son existence par des phénomènes d'un ordre dont nous allons nous occuper actuellement. Ces phénomènes, nommés volontaires ou réfléchis, par opposition à ceux spontanés, n'en différant que parce qu'ils ont toujours été précédés d'une opération intellectuelle, nous ne pouvions entreprendre l'étude de la volonté qu'après seulement avoir parlé de l'intelligence et de l'erreur.

La volonté est la faculté, le pouvoir appartenant à l'homme moral, à l'âme, de n'agir qu'après avoir réfléchi, pensé au sujet de l'action à commettre. Aussi bien que le phénomène sensible, le fait d'activité spontanée est nécessaire; la liberté est le caractère essentiel dont est revêtu tout acte volontaire; conséquemment c'est l'opération intellectuelle préalable qui lui imprime ce cachet. Tout à l'heure nous traiterons du libre arbitre; ici nous ne ferons que passer rapidement en revue les éléments fondamentaux qui constituent l'acte volontaire.

Toute volonté (et par là il faut entendre le fait par lequel s'exprime l'existence de la faculté) est un phénomène complexe perçu par la conscience. Nous avons à considérer ce phénomène au point de vue de sa nature, de sa cause déterminante, et des effets conséquents qu'il détermine. Nous étudierons : 1° la cause déterminante première ou médiate du fait volontaire, laquelle est la cause déterminante immédiate du phénomène intellectuel; 2° l'opération intellectuelle, c'est-à-dire la série des phénomènes intellectuels dont l'ensemble constitue la délibération, de laquelle la conclusion doit servir de cause déterminante immédiate à l'expression volontaire; 3° le phénomène d'activité; 4° son expression physiologique conséquente; et enfin, 5° le résultat obtenu.

Analyse d'un acte volontaire.

1° *De la cause déterminante médiate constituée par un phénomène sensible.*

Précédemment nous avons établi que c'était toujours un phénomène sensible qui était la cause déterminante de l'action spontanée; nous croyons que c'est aussi un phénomène de la sensibilité qui toujours joue le rôle de cause déterminante première, indispensable à l'acte volontaire.

En ce moment, si je réfléchis, si je pense au sujet de quelque chose que je me résoudrai tout à l'heure à faire ou à ne pas faire, c'est que quelque chose est venu d'abord éveiller en moi l'idée ou plutôt le jugement que je devrais réfléchir à cet égard ; c'est toujours un phénomène de mémoire ; une réminiscence trouvée dans la succession des idées associées, qui m'amène, qui me détermine à réfléchir. Or cette réminiscence ne peut-elle être conçue, conséquence d'un phénomène sensible, qui a été cause déterminante évidente de l'idée première, à la suite de laquelle s'est déroulée la chaîne de nos idées, jusqu'à ce qu'apparût (à un moment plus ou moins éloigné de celui du fait sensible) la réminiscence déterminante? La vue d'un individu qui consulte sa montre vous rappelle que vous devriez monter votre pendule. Dans ce cas, l'idée née de la sensation est unie, par un rapport direct, à l'idée réminiscence; elles pourraient être unies l'une à l'autre par une série plus ou moins longue d'idées intermédiaires. Et, s'il répugnait d'admettre que c'est ainsi, dans tous les cas, une sensation qui est le point de départ, d'où, par enchaînement, arrive l'idée essentielle déterminante, peut-être pourrions-nous prétendre avec raison que, dans les cas où nous avons la déplorable habitude de dire d'une de nos idées qu'elle a surgi tout à coup, spontanément, parce que nous sommes incapables de rechercher à propos de quoi elle est venue, nous ne saisissons pas le rapport (de succession dans le temps) qui l'unit pourtant nécessairement à l'idée qui l'a déterminée, à cause du peu d'habitude que nous avons de juger des rapports qui associent nos idées, et du peu d'importance que nous attachons à les connaître : nous nous sommes souvenu, cela seul est intéressant pour nous! A propos de la rêverie, nous aurons encore à revenir un peu sur l'étrange association des idées qui peuvent se succéder dans notre esprit; nous rappellerons seulement ici la quantité, la diversité des phénomènes qui, dans le même moment, viennent agir sur nos organes des sens, par lesquels, toujours prêts pour la sensation, nous sommes en continuel rapport avec le monde extérieur. Tout à coup vous vous souvenez que vous devriez être à un rendez-vous; tout entier à l'importance de l'oubli dont vous eussiez supporté les conséquences, vous ne vous inquiétez guère de quelle source vous est venue cette heureuse réminiscence; elle s'est trouvée égarée par hasard dans la série des idées qui, sans que vous en ayez maintenant conscience, ont traversé tout à l'heure votre cerveau, à propos de cet homme dont l'air affairé, il y a un instant, vous faisait sourire, ou bien à propos du bruit que vient de faire cette voiture en passant sous votre fenêtre.

Enfin, si, avant d'agir, il est nécessaire d'avoir pensé, avant de penser, il faut nécessairement avoir eu l'idée de penser, venue de quelque part, et la source qui fait naître cette idée ne peut être que la sensibilité, dont les phénomènes sont nécessaires.

Mais, s'il est nécessaire qu'un phénomène sensible ou une réminiscence surgisse et soit la cause déterminante de l'intervention intellectuelle, il est non moins nécessaire que l'esprit soit disposé de telle façon qu'il saisisse l'opportunité de cette réminiscence, de cette action sur la sensibilité, qu'il soit impressionné. Tout à l'heure, pendant que vous rêviez, le bruit d'une voiture aurait suffi; maintenant, attentif au sujet qui vous absorbe, n'entendriez-vous pas, même si on vous rappelait, en criant, l'urgence des affaires que vous avez oubliées?

2° *De la cause déterminante immédiate; de la délibération intellectuelle.*

Mis en demeure d'agir, soit parce que nous venons d'avoir une réminiscence, soit parce que nous venons de percevoir un phénomène sensible déterminant, il arrive le plus souvent que plusieurs manières d'agir se trouvent à notre disposition; quelle sera l'espèce de notre action?

Évidemment notre intelligence, notre faculté de connaître est déjà intervenue au moment où nous nous posons cette question; car elle peut seule concevoir au sujet des circonstances déterminantes actuelles, et nous ne pouvons avoir la conscience d'être à même de choisir, qu'après avoir conçu au sujet des choses dont l'influence sur nous nous laisse la conscience que nous sommes libres d'agir suivant telle direction aussi bien que suivant telle autre; n'eussions-nous conçu que les caractères les différenciant des phénomènes perçus par nous, dont l'influence nous entraîne à agir fatalement dans un sens.

Outre que c'est par l'intervention de l'intelligence et la connaissance qu'elle nous donne, que nous avons la conscience d'être libre dans le choix de l'action; liberté qui, soit dit ici, existe incontestablement, parce que la conscience témoigne de son existence; l'intelligence doit juger quelle est la manière dont il convient d'agir, et c'est là le but qu'elle atteint dans la série de ses opérations successives qui constitue la délibération. Toute délibération est une suite souvent très-longue de conceptions, de jugements, de raisonnements, tendant à une conclusion. Dans ces opérations successives notre esprit se base : 1° sur la connaissance des circonstances actuelles déterminantes dont nous avons parlé; 2° sur les connaissances acquises expérimentalement dans un temps antérieur, et dont les résultats sont au moment représentés par la mémoire; lesquelles connaissances l'amènent à examiner quelles seront les conséquences éventuelles, contingentes, de l'espèce de manière d'agir qui sera résolue, adoptée, parce que l'esprit sera arrivé comme conclusion à juger, en établissant (parce qu'il aura conçu qu'il existe) un rapport de convenance entre cette manière d'agir et certains des éléments qui auront servi à édifier sa connaissance. Les différentes conclusions auxquelles l'esprit arrive ainsi sont nommées les motifs de nos actions volontaires; le motif est une cause déterminante nécessaire à notre action, qui sans elle retomberait dans la classe des actes spontanées. Nous n'avons pas besoin d'établir, du reste, quels sont les différents motifs entre lesquels nous avons la liberté de choisir, chaque fois qu'il faut que notre intelligence donne une cause déterminante à notre action.

Toutes fois que nous délibérons, le motif choisi, la conclusion de notre délibération peut être mauvaise, non applicable à l'espèce d'action, parce que nous nous serons trompés; la série des opérations intellectuelles est quelquefois très-étendue, et on sait combien sont nombreuses les espèces différentes d'erreurs, conséquences de notre imparfaite organisation. C'est dans la délibération que se glissera l'erreur, et un moment de réflexion suffit à faire comprendre quelles conséquences pourront en découler.

3° *De la détermination.*

L'intelligence a enfin délibéré, elle a examiné et jugé entre les différents partis à adopter; elle vient d'établir lequel est le meilleur, la volonté se détermine; son intelligence ayant conclu, l'homme prend une résolution. Psychologiquement la détermination est l'expression par excellence de l'acte volontaire. Non mesurable dans le temps, la détermination est instantanée: si nous hésitons quelquefois, l'hésitation est le fait de la délibération. La détermination n'est point susceptible de dégrés: on est ou on n'est pas déterminé; on s'est déterminé à une chose ou bien à une autre. Ce n'est point à la détermination que s'applique l'idée du bien ou du mal, c'est à la délibération intellectuelle qui la précède, au raisonnement qui conclut au vrai ou au faux; que si la détermination prise nous mène à un acte qu'on qualifiera de mauvais, ce n'est pas que nous aurons mal résolu, mais résolu après avoir mal jugé. La détermination peut être suspendue, parce qu'elle dépend et n'est que la conséquence de la délibération intellectuelle, qui peut évidemment être plus ou moins longue.

Absolue dans la plus large acception du mot, la résolution, de même que le jugement est l'expression fonctionnelle par excellence de la faculté que nous avons de connaître, est l'expression la plus parfaitement complète qui se puisse concevoir de l'acte qui porte la qualification de volontaire. C'est à elle seule que s'applique la responsabilité comme conséquence morale, et c'est elle qui porte la liberté comme cachet essentiel. Enfin si, pour juger équitablement la valeur d'une action, nous cherchons à remonter à la connaissance de l'intention qui la dicta, l'intention est simplement la détermination cherchant à s'exprimer.

4° *De l'effort.*

L'âme qui vient de se déterminer n'a plus qu'à mettre à exécution sa détermination ; l'homme moral n'a plus qu'à atteindre le but qu'il s'est proposé, le résultat qu'en sa délibération il a jugé le meilleur. Maintenant va commencer l'effort, phénomène d'activité volontaire, constitué par la série des moyens qu'il emploiera pour arriver à son but.

Tout effort est pénible, à cause de l'antagonisme que nous rencontrons, des choses et des circonstances en dehors de nous, à chacun des instants pendant lesquels nous tendons au résultat; l'habitude, mode particulier d'activité dont nous parlerons tout à l'heure, l'habitude acquise, rend pour nous cet antagonisme souvent assez insignifiant pour que nous n'ayons même pas conscience des résistances qui s'opposent à nos moyens. L'effort, conséquence de la détermination prise, est une action éminemment volontaire, portant le cachet de la liberté; seulement il importe de faire une distinction qui se peut attacher à ce mot. Supposons qu'on soit autorisé à dire de la liberté que l'homme a de se déterminer, qu'elle est infinie, et admettons qu'il soit doué d'un libre vouloir absolu; quand on considérera la valeur des moyens qu'il a d'atteindre le but résolu, et la puissance des obstacles capables de s'opposer à ses moyens; quand on le considérera, non plus prenant en lui-même une détermination volontaire, mais, dans l'action, luttant contre l'antagonisme dont nous parlions à l'instant; force sera bien de convenir que l'homme n'est plus libre tout à fait de la même façon. Si son libre vouloir, son libre penser a pour caractère d'être absolu, et par là on peut entendre de n'avoir d'autres limites que la faiblesse de son intelligence; sa liberté d'action, son libre pouvoir s'exerce dans des limites bien plus étroites; et, comme il est en raison directe de ses forces, et en raison inverse des résistances, si les résistances s'accroissent proportionnellement, ses forces restant les mêmes, l'esprit conçoit qu'un moment arrivera bientôt où, vu la disproportion, le libre pouvoir est presque annihilé complétement. Quand on parle de liberté, faut-il donc bien avoir soin aussi de distinguer et dire si l'on entend par là le libre pouvoir ou le libre vouloir.

Quand on dit d'un homme qu'il a une volonté de fer, encore une déplorable expression, parce qu'elle implique à première vue la notion de degrés dans la volonté, il ne faut pas entendre qu'il se résolve autrement que les autres. La nuance de force ou de faiblesse s'applique à la conséquence de la détermination, à l'effort. Après résolution prise, même à la suite d'une délibération bien conduite, l'homme faible, effrayé par les obstacles, les difficultés qui surgiront au moment de l'effort, hésitera, s'arrêtera, délibérera de nouveau, et, en considération des influences nouvelles, prendra souvent une détermination tout opposée à celle prise d'abord. Mais ce sera là toute une nouvelle opération volontaire, et, si nous avons établi que le caractère de la détermination est l'instantanéité, on conçoit qu'une détermination puisse à un instant être prise, sans détruire la réalité d'existence de celle qui venait d'être prise l'instant d'auparavant. L'homme qui, suivant l'expression vulgaire, a une grande puissance de volonté, ne s'effraye pas des obstacles; il est persévérant, tenace, obstinément attaché, dans ses efforts, à la réalisation de ce qu'il a résolu, et d'ordinaire il est ainsi, parce qu'il considère une grande importance aux motifs sur lesquels a roulé sa délibération. Si c'est un homme d'un jugement droit, c'est un homme énergique; mais, si c'est un homme superficiel, un esprit faux, qui, seulement par amour-propre, attache une grande valeur à son opinion, quoiqu'il juge légèrement et qu'il tombe par suite le plus souvent dans l'erreur, c'est simplement un entêté.

Les trois quarts des monomanes au moins sont dans leurs erreurs d'un entêtement dont rien ne peut donner idée.

Nous ne pouvons juger de la résolution prise par notre semblable qu'en partant de la considération des actions physiologiques que nous lui voyons accomplir, dans le temps de l'effort, ces actions étant des phénomènes qui tombent sous nos sens. En général, comme les moyens employés sont en rapport avec le but qu'on se propose, par conséquent avec la détermination prise, c'est, par induction, de la connaissance des moyens qu'il emploie, et de cette connaissance seulement, qu'il nous est possible de remonter à la résolution qu'il a dû prendre. Aussi, dans l'appréciation que nous portons sur la valeur morale des actes de nos semblables, sommes-nous, comme dans toutes nos inductions, fort sujets à nous tromper.

5° *Du résultat.*

A l'aide des différents moyens qu'il a mis en usage dans le temps de l'action volontaire, qui constitua l'effort, l'homme est enfin arrivé au but, ou bien est arrivé à côté. Comme il est évident que, dans l'exécution, arriver au résultat, dépendant de lui, dépendait aussi et surtout d'une multitude de circonstances en dehors de lui et de l'action de sa volonté; la liberté, caractère essentiel de la détermination, que nous avons reconnu appartenir encore, mais bien modifié, au temps de l'effort, la liberté n'est plus le caractère moral du résultat obtenu. Si l'homme a réussi, le mérite de l'exécution appartient non à sa volonté, mais aux moyens que son intelligence a employés. En matière morale, l'exécution n'a pas de valeur; celui-là a bien fait qui voulait faire le bien. Les conditions spéciales de la vie de société forcent à envisager, il est vrai, non simplement les principes de la morale, mais ceux de la justice, parce qu'il faut que tous les intérêts soient sauvegardés : celui-là qui m'a fait tort, même sans intention de me nuire, doit supporter le dommage bien plutôt que moi, qui n'ai pas commis de maladresse. Mais l'éducation morale est assez avancée aujourd'hui pour que plus personne d'intelligent, et se faisant du bien une notion un peu exacte, croie aux principes faux et vicieux comme celui-ci : la fin justifie les moyens.

PARAGRAPHE VI.

DE L'HABITUDE.

Toutes les espèces de nos actions ne se peuvent pas rattacher aux deux grandes classes que nous avons déjà passées en revue ; il en est, et même ce sont les plus nombreuses, qui, n'étant point assimilables aux actions dites spontanées et instinctives, n'ont pas été déterminées pourtant à la suite d'une délibération intellectuelle. Il faut admettre un troisième mode d'activité, que l'observation nous témoigne exister réellement, l'habitude, qui tient le milieu entre les deux autres.

Considéré en soi, le fait d'habitude est réellement un acte spontané, mais il n'est devenu tel qu'après avoir été répété un nombre de fois plus ou moins considérable, et toujours il a commencé par être un fait volontaire. L'acte est volontaire d'abord, puis, l'habitude acquise, il devient spontané.

Ce mode d'action, qui prouve que la tendance à la répétition des mêmes phénomènes, que la périodicité est une loi de notre nature morale, comme une loi de notre organisation physique, peut être considéré comme la conséquence du petit nombre d'espèces différentes d'actions dans le cercle desquelles nous tournons. Chaque action revient souvent, et plus il nous est déjà venu de la répéter, moins il nous sera difficile d'arriver à l'exécution par habitude. L'habitude est la conséquence nécessaire de l'imperfection de notre faculté activité, imperfection qui se traduit par la limite du pouvoir, par la fatigue. Toute action intellectuelle, toute volonté, s'exprimant par une résolution, qui nécessita la concentration de la volonté, dans l'attention, s'accompagne, aussi bien que l'action exprimée par des mouvements physiologiques, de fatigue, sentiment pénible, qui, arrivé à certain degré, rend l'attention, l'activité volontaire, non-seulement douloureuse, mais impossible. L'habitude qui nous dispense de faire intervenir ainsi, à propos de chaque action, notre pouvoir volontaire, dont les forces seraient bientôt à bout, nous permet de réserver son intervention pour les circonstances exceptionnelles et difficiles. D'ailleurs, sans l'habitude, nous serions aussi lents à agir que lents à penser, si notre mémoire ne nous fournissait pas le plus souvent spontanément les idées qui sont indispensables à l'édification de nos jugements. Comment l'homme pourrait-il communiquer sa pensée à son semblable, s'il lui fallait, à chaque idée, recommencer le travail essentiellement volontaire de l'enfant qui s'exerce au langage? Il veut énoncer une pensée, la volonté est nécessaire, mais c'est l'habitude qui lui présente les mots pour spontanément l'exprimer.

L'éducation, dont nous ne traiterons que dans la troisième partie de ce travail, a pour but de plier l'individu à agir par habitude, plutôt de certaines façons que de certaines autres.

En tout assimilable par sa nature au fait spontané, le fait d'habitude en diffère essentiellement, parce qu'il a toujours, les premières fois, été un acte volontaire. Et c'est là un caractère essentiel à considérer, quand il s'agit de l'appréciation de certaines tendances des aliénés, tout opposées aux tendances de notre nature : qu'on admette que ce monomane ou ce maniaque, qui cherche instinctivement à vous approcher pour vous mordre, à cause de la déplorable habitude contractée par lui, ait justement contracté cette habitude dans le temps où il n'était pas encore aliéné, force sera bien toutefois d'admettre qu'il faisait acte de volonté les premières fois que se traduisit, dans ses rapports avec autrui, une si déplorable tendance.

L'habitude, dérivée d'un fait volontaire, peut être évidemment dominée par la volonté, le pouvoir personnel ; aussi le fait d'habitude doit-il en principe être considéré comme libre, puisqu'il peut redevenir ce qu'il a d'abord été, une expression volontaire. Mais, tout en respectant le principe qui établit la liberté dans l'habitude, et conclut à la responsabilité, il importe de convenir de faits sanctionnés par l'expérience et même par les termes du langage. L'acte d'habitude, qu'on désigne le plus souvent par le mot habitude simplement, peut se rapprocher plus ou moins par analogie, par semblance, de l'acte spontané dont le caractère essentiel est la nécessité, et plus ou moins conséquemment s'éloigner par opposition, par dissemblance, de l'acte volontaire qui, seul libre, comporte seul la responsabilité. Cette observation de l'expérience ne compromet pas d'ailleurs le principe, car, s'il est vrai que, à mesure que l'habitude s'invétère, à mesure que la volonté perd de son empire, à mesure aussi il dépend moins de nous de ne pas faire ce que l'habitude nous porte à faire ; il est incontestable qu'il dépendait de nous de ne pas contracter cette habitude, que notre volonté pouvait conserver son influence. Jouffroy, parlant de l'empire que chacun a plus ou moins sur ses capacités naturelles, sur ses facultés, et par elles, sur toutes les choses d'où se déduisent les motifs de ses actions, dit : « En général notre autorité en nous-mêmes ne s'entretient que par un exercice continuel, c'est aussi par là seulement qu'elle peut croître et devenir facile ; la mesure de cette autorité est aussi celle de la dignité de l'homme, parce que cette autorité est l'homme même » (*des Facultés*). Il est certain que notre intelligence doit toujours veiller, pour ne pas perdre son autorité ; car celui-là serait le plus parfait type de l'homme moral, qui, doué d'une sensibilité aussi développée que ses semblables, n'agirait jamais que guidé par sa raison ; évidemment nous entendons parler ici, comme Jouffroy, non des actes d'habitude nécessaires, indispensables, dont nous avons traité, mais de l'influence des passions, des désirs, qui souvent rendent notre action toute spontanée, parce que la pression exercée sur nous nous détermine à agir avant d'avoir réfléchi. C'est là une utopie irréalisable, la volonté s'efface quelquefois par fatigue, et souvent par impuissance contre des influences qu'elle ne peut vaincre; en laissant s'établir l'habitude, c'est à ce point que nous arrivons : à mesure qu'elle s'invétère, l'homme devient peu à peu son esclave, jusqu'à ce qu'elle lui impose enfin un joug, que la volonté devient à tout jamais incapable de secouer.

Du désir.

Le désir est un phénomène d'activité spontanée; il est marqué du caractère de la nécessité, car il ne dépend pas de nous d'avoir ou de n'avoir pas de désir; c'est un élan qui nous pousse, nous entraîne, sans qu'autre chose soit en notre pouvoir, que de tempérer son influence par les considérants soumis avec elle au jugement de la raison, dans la délibération intellectuelle.

Le désir n'est point une volonté, car il est nécessaire; est une volonté seulement le phénomène d'activité qui, après délibération plus ou moins complète, plus ou moins erronée, doit avoir pour résultat de le satisfaire? On serait tenté de considérer le désir comme un phénomène de la sensibilité, il est bien toujours précédé d'un phénomène sensible qui même peut seul le faire naître, déterminer son apparition; mais s'il est nécessaire, le désir n'est pas nécessairement accompagné de l'impression agréable ou désagréable qui toujours accompagne le phénomène de la sensibilité; il est agréable ou pénible, non d'avoir un désir, mais seulement de le satisfaire ou de ne pas le satisfaire.

Le désir est un élan qui nous porte à chercher une sensation, à agir, toute action ayant pour résultat de déterminer en nous un phénomène sensible agréable ou désagréable; cet élan nous porte toujours à rechercher une émotion agréable. Le désir est un phénomène d'activité spontanée, et n'est que la conséquence de notre organisation sensible; il est douteux qu'il nous fût possible d'avoir un désir défini, si nous n'avions éprouvé la sensation à la recherche de laquelle il nous pousse. Enfin il a, avec les phénomènes sensibles, ceci de commun, qu'il sert toujours de cause déterminante à nos actions.

PARAGRAPHE VII.

DE L'ATTENTION ET DE LA RÊVERIE.

I. De l'attention.

Nous avons, suivant les traditions adoptées, divisé les facultés de l'âme en trois classes; cependant, s'il est incontestable que la différence est grande entre les phénomènes que nous attribuons à son activité et ceux attribués à sa sensibilité, il est évident que la différence est moins tranchée entre les phénomènes intellectuels et ceux dits d'activité, à cause du mouvement physiologique qu'ils déterminent; et que si les phénomènes de l'intelligence peuvent être considérés comme intermédiaires entre les sensibles et les actifs, ils se rapprochent beaucoup plus de ceux-ci que de ceux-là. Les termes servent mal notre inexpérience et nous sommes sans doute peu compréhensible; nous voulons exprimer que tous les phénomènes attribuables à notre nature morale peuvent être divisés en deux classes, ceux de passivité, ceux d'activité; que cette classification les embrasse tous très-bien, les phénomènes intellectuels étant réellement des phénomènes actifs, d'un ordre particulier. Penser, même avoir une idée, c'est, après tout, agir d'une certaine manière. Nous croyons qu'on peut considérer l'opération de penser comme une véritable action, parce que : 1° la place de l'opération intellectuelle entre le phénomène sensible et l'actif proprement dit autorise à dire que c'est le commencement de l'action ; l'action proprement dite, l'action exprimée, étant dans un rapport de convenance constant avec la conclusion intellectuelle, tandis que souvent elle n'est plus, avec le phénomène sensible, dans le rapport de l'effet à la cause déterminante ; parce que : 2° il est tout une classe de phénomènes déterminés en nous, qui ne s'expriment pas par une action physiologique, malgré cependant que se rencontrent en eux tous les éléments constituants d'une volonté (cause déterminante, opération intellectuelle, emploi des moyens pour arriver à un but, ces moyens étant des procédés de l'intelligence, enfin résultat obtenu comme conclusion ; le résultat est un jugement ; au lieu d'être un fait physiologiquement sensible, c'est un fait psychologiquement perçu). Nous parlons ici des faits d'attention, desquels on peut dire à bon droit qu'ils sont des faits actifs, et qui diffèrent peut-être moins qu'on ne pense des phénomènes de l'état de rêverie. Nous pensons que le langage distingue les phénomènes intellectuels des phénomènes actifs, moins en se basant sur la véritable distinction qui les sépare, car on les rapprocherait toujours les uns des autres, qu'en partant de la considération de la valeur objective, incontestablement perceptible pour les uns, et moins aisée à établir pour les autres ; nous croyons enfin que la forme, physiquement représentative, que l'esprit attache à l'idée qu'il exprime par le mot action, lequel représente le mouvement, est une des raisons pour lesquelles il lui répugne sans doute de considérer à l'âme deux espèces d'action : l'une revêtant, à certain moment de sa durée, une forme physiologique, l'autre restant toute et tout le temps revêtue du seul caractère intellectuel.

Quoi qu'il en soit, l'homme peut être actif, et son action ne s'exprimer par aucun mouvement physique ; l'état d'attention est l'état de l'âme faisant acte de volonté ; sa volonté devant, à la suite de l'effort, arriver pour résultat, non plus à un phénomène sensible, but de toute action proprement dite, mais à la conception d'un fait intelligible. L'attention est une volonté dont la résolution et l'effort tendent à une connaissance et non à une action, et dont le résultat est constitué par une ou plusieurs conceptions.

La cause déterminante première de l'attention est un fait sensible qui, directement ou par les idées qu'il a fait naître, par enchaînement (réminiscence), est venu nous donner l'idée de réfléchir; la délibération intellectuelle ayant jugé qu'il y avait lieu (en général ce jugement est assez vite formulé, parce que, à supposer qu'il fût erroné, le mal ne serait pas grand, l'action ne s'exprimant pas d'abord et ensuite l'action intellectuelle ultérieure le devant rectifier), nous nous déterminons à réfléchir; ici l'action revêt ses caractères particuliers : dans l'action proprement dite, l'effort est constitué par un ensemble de mouvements qui tendent au résultat sensible, et d'opérations de l'intelligence jugeant la valeur relative des moyens à employer; dans l'action volontaire qu'on appelle l'*attention*, le résultat est tout intellectuel, les moyens d'y arriver sont tous des opérations de l'intelligence, conceptions, jugements, raisonnements.

L'homme attentif, l'homme plongé dans l'état de méditation, agit sur lui-même dans le temps de l'effort, il applique son pouvoir personnel, suivant l'expression de M. Maury, son activité raisonnée à concentrer, sur le même point, toutes ses facultés, à les fixer sur le même but. Et, si, dans le moment où il exécute une action physiologique, il est nécessaire à l'homme que ses facultés soient toutes employées à la recherche et à l'emploi des moyens de tourner les difficultés, on concevra que, *a fortiori*, quand l'action, toute intellectuelle, s'exerce avec des moyens, dans un but et contre des résistances qui n'ont, tous, de forme représentative, que celle que leur crée l'esprit, on concevra, disons-nous, que l'intelligence ne réussira qu'à la condition que tous ses moyens soient développés et employés exclusivement à la contemplation du résultat cherché, des moyens mis en usage, et des difficultés à vaincre. Cet état de concentration de lui, en lui-même, dont le résultat sera tôt ou tard un sentiment d'abord de fatigue, puis d'impossibilité de travail, rend l'homme qui médite étranger plus ou moins à tout ce qui l'entoure; et c'est encore une conséquence de notre imperfection, de notre faiblesse, de la limite de nos forces, incapables d'embrasser à la fois un grand nombre de choses. L'intelligence attentive ne perçoit plus; nos sens, toutes les voies par lesquelles nous viennent nos connaissances sont comme fermées. Si l'attention est portée à un haut degré, l'homme, séparé complétement du monde extérieur, tombera dans un état d'immobilité, de véritable catalepsie telle, qu'il faudra le secouer pour le rappeler à la vie réelle. A un degré moins grand de concentration, il n'est plus en rapport parfait avec le monde qui détermine les sensations : ou il n'est pas impressionné, ou bien l'action automatique, à la suite de la perception par le sens, n'est pas du tout en rapport avec l'espèce de la sensation perçue ; l'accord n'existe plus entre le fait sensible déterminant et l'action déterminée, qui est quelquefois même le contraire de ce qu'elle devrait être. L'individu est absent, ne songe pas à ce qu'il fait, il est distrait. Dans cet état de distraction, Newton prend le doigt de sa maîtresse, pour enfoncer dans sa pipe le tabac brûlé à moitié, et cette action absurde est commise, parce que le mouvement automatique n'est pas sous l'empire de la volonté, dans le moment trop occupée ailleurs.

L'attention, la volonté occupée à la recherche d'une connaissance, outre qu'elle s'applique à penser dans le sens propre du mot, à réfléchir sur des idées, sur des abstractions, peut aussi avoir pour but de percevoir plus clairement. Chacun de nos sens nous fournissant des éléments de connaissance, l'attention peut s'appliquer à percevoir par l'intermédiaire de chacun d'eux, plus parfaitement, au sujet des phénomènes desquels ils nous servent à connaître. Ainsi nous voyons spontanément tous les objets qui sont dans le champ de nos organes de la vision, mais nous pouvons faire acte de volonté en les regardant, à la suite de laquelle opération nous aurons une connaissance plus précise; de même aussi avons-nous le pouvoir de palper, d'écouter, de goûter, d'odorer; heureusement ici le langage a des mots qui rendent les nuances de la pensée.

Établissons à ce sujet un point important à considérer dans l'étude de l'hallucination. La réalité objective des sensations, à cause de l'habitude que nous avons de juger de leur valeur, efface presque complétement, à la perception de notre conscience, leur réalité subjective, qui pourtant est pour nous la chose essentielle; or, s'il est incontestable que, de même qu'un miroir, la rétine doit contenir, des objets qui la frappent, l'image aussi parfaite dans la sensation spontanée que dans la sensation réfléchie; s'il est incontestable également que, dans l'opération de regarder, nous arrivons pourtant à une connaissance des objets plus complète de beaucoup que dans celle de simplement voir; il est assez évident d'en conclure que c'est l'intelligence, non le sens, qui connaît des choses, tout aussi bien objectivement qu'au point de vue subjectif; puisque tel détail qui vous échappa, lorsque vous voyiez seulement, ne vous échappe plus maintenant que, soumise à la volonté, c'est l'intelligence qui regarde.

A l'état d'attention, attachons deux caractères essentiels: les idées, qui s'enchaînent sous l'empire de la volonté, se succèdent d'ordinaire suivant des rapports constants, invariables, prévus par l'intelligence, puisque l'idée ne naît que parce qu'elle l'évoque, et puisqu'elle est avec l'idée précédente dans le rapport, suivant lequel l'intelligence est soumise par la volonté à faire succéder ses idées. Enfin l'esprit qui médite a au moment, et conserve aussi après, conscience des idées qui ont été associées, et desquelles il garde aisément le souvenir, puisqu'il sait dans quel rapport il les a successivement appelées.

II. De la rêverie.

L'état de rêverie est un état de l'âme différant de l'état d'attention; nous allons, avant de dire en quoi il diffère, examiner la théorie de Jouffroy sur les capacités de notre nature et notre pouvoir personnel.

De même que les choses ont des propriétés dont la différence, jugée d'après les phénomènes qu'elles produisent, constitue la différence des choses ; de même l'homme a des propriétés, qui en font une chose différente de toutes les autres. Mais ce qui différencie l'homme, ayant des capacités inhérentes à sa nature, comme de se souvenir, d'agir, de sentir, etc., de toutes les autres choses ayant des capacités naturelles, comme le bois, la capacité de brûler, le fer, celle de conduire le calorique, etc., c'est que, outre qu'il a ses capacités naturelles, l'homme a en lui le pouvoir de les gouverner ; il les tient dans sa main, il s'en sert comme il veut, il est maître de lui et des capacités qui sont en lui. Les choses n'ont aucun pouvoir sur leurs capacités ; ces capacités se développent exclusivement suivant les lois fatales qui les régissent. Dieu, leur ayant imposé ces lois, est la personne des choses, comme l'ouvrier est la personne de la montre ; la personne, le pouvoir dirigeant est en dehors de la chose, dans le sein de laquelle on ne trouve qu'une série de capacités qui se meuvent aveuglément. Ce qui fait de l'homme une personne et non une chose, c'est que, avec ses capacités naturelles, la capacité d'agir, de penser, de sentir, il a le pouvoir de diriger, d'appliquer, de régler dans leurs actions ses capacités naturelles. Ce pouvoir, que Jouffroy appelle le pouvoir personnel, intervient dans tous les phénomènes que nous avons attribués à la volonté, car ce pouvoir personnel n'est autre chose que la volonté. A la fin de ce paragraphe, nous verrons s'il n'est pas possible de démontrer que le pouvoir personnel de l'homme n'est que la conséquence de l'existence de la conscience, qui lui donne la connaissance des capacités naturelles dont il est doué, en même temps que par ses sens et surtout par sa faculté de concevoir, juger et se souvenir, il connait au sujet des circonstances dans lesquelles il importe qu'il agisse.

L'homme a la faculté de penser, comme aussi d'agir, dans le sens physiologique du mot ; et de la même façon qu'il agit, quelquefois instinctivement, souvent par habitude, en dehors de l'influence du pouvoir volontaire; de même il pense souvent, sans avoir la volonté de penser.

Rêver, c'est penser sans faire acte de volonté, de même qu'agir spontanément, c'est agir en dehors de l'influence directrice du pouvoir personnel. Il nous arrive souvent d'accomplir une série de mouvements parfaitement combinés, sans vouloir qu'il en soit ainsi: en méditant, par exemple, nous arrivons, tout surpris d'être venus par le chemin le plus court, au but que nous nous proposions, presque sans avoir eu conscience que nous marchions. Et aussi notre intelligence, dans le temps où nous n'avons pas la conscience de penser, peut penser, sans que nous ayons voulu penser; penser ainsi spontanément, c'est rêver.

Ce que nous avons dit au sujet de l'habitude, de l'utilité des actions que nous sommes à même de commettre sans vouloir, nous dispense d'insister sur ce point: pourquoi, quand nous agissons, tantôt la volonté intervient-elle, tantôt cesse-t-elle de diriger nos actions? Quand nous rêvons, nos capacités s'exercent d'elles-mêmes; cette action, en dehors de l'empire de la volonté, se peut aussi concevoir, conséquence de notre organisation, dont les forces sont limitées, et qui a une tendance incontestable à la périodicité de l'action. Nous pensons spontanément souvent, sans doute parce qu'il est de notre nature de penser ainsi; mais plus souvent encore cet exercice spontané de l'intelligence est une *habitude* véritable; nous rêvons des choses sur lesquelles nous avons beaucoup médité. Et l'espèce même de la rêverie peut servir à démontrer que ce fait est vrai: tel homme, qui s'est exercé l'esprit sur un sujet difficile, même des plus abstraits, trouve tout à coup en son intelligence la conclusion vainement cherchée jusque-là par l'attention; parce que tout à l'heure, sans qu'il en eût conscience, il rêvait du sujet qui l'occupe sans cesse.

Lorsque nous rêvons, toutes nos facultés intellectuelles s'exerçant d'elles-mêmes, spontanément, leur action se traduit par un enchaînement d'idées, d'images, que la mémoire, le jugement, l'imagination, déroulent dans notre esprit. C'est dans l'état de rêverie que se vérifie ce que nous avons dit de l'étrange association de nos idées; les idées, les images, certaines données même de nos sensations actuelles, se lient à l'aide de rapports, variant après chaque idée et faisant de l'ensemble le plus bizarre assemblage. Si bien que l'homme qui vient de rêver, n'ayant conscience que de l'idée dernière (et encore seulement quelquefois, par exception), est incapable le plûs souvent de remonter la chaîne des idées précédentes, dont il n'a point eu conscience, et qui l'ont amenée. Il est possible de descendre, presque à coup sûr, à l'idée actuelle de l'homme dont vous connaissez les idées dominantes, si vous venez de laisser la conversation à un point précis; mais, le connussiez-vous au moral aussi parfaitement que vous-même, s'il s'est écoulé un laps de temps suffisant pour que plusieurs idées aient pu se succéder, vous n'aurez le plus souvent aucune donnée précise, pour établir qu'il doit avoir actuellement telle idée plutôt qu'une autre. A moins évidemment que le sujet sur lequel est restée la conversation ne soit un sujet spécial qui jette l'individu dans une rêverie qu'on pourrait appeler d'habitude. Car, si vous me laissez sur l'idée du Panthéon, par exemple, dans cinq minutes, je pourrai très-bien penser à Robespierre, comme aussi très-bien être arrivé à penser à la culture de la betterave.

La rêverie jette l'individu dans un état qui présente quelque analogie avec la position de l'individu qui médite. Ses sensations sont imparfaitement perçues, parce que l'action dominante est, dans le moment, l'action de la mémoire et de l'imagination, qui évoquent les idées successives; cependant la perception se fait, et parfois même, surtout si l'objet de la sensation a quelque analogie avec le cours actuel des idées, assez nettement, pour que cette sensation intervenant donne un cours divergeant aux idées : ainsi, en rêvant, j'en suis venu à penser aux révolutions, ma pendule tinte au moment où je songe à l'abdication de Louis-Philippe; je songe à l'horloge des Tuileries, qui sonna la chute de tant de pouvoirs; à la marche du temps, puis aux horloges Wagner, aux chemins de fer, aux inondations, aux déboisements, à la fièvre intermittente, au quinquina, etc. Cependant l'individu qui rêve ne perçoit pas très-nettement, et on conçoit qu'il en doive être ainsi, car la perception nette ne peut être que la conséquence de l'attention; aussi est-il dans un état d'isolement incomplet de tout ce qui l'entoure, lequel peut être cause de distraction, l'action n'étant pas dans un rapport de causalité normal avec le phénomène déterminant. Mais la distraction dans la rêverie ne s'élèvera jamais au degré d'opposition de l'acte absurde, automatiquement commis par l'homme qui médite; parce que dans la rêverie, le pouvoir volontaire qui n'est pas au moment occupé à percevoir, n'étant pas occupé ailleurs, sera rappelé par la moindre cause déterminante suffisante pour rappeler l'individu à la vie réelle; or on sait par expérience que, s'il est difficile de l'arracher à une méditation, le moindre mouvement suffit à le faire sortir de sa rêverie. Que si d'ailleurs cette explication paraissait hasardeuse, nous dirions que, de même qu'il est à chacun de nous presque impossible de saisir le point précis où l'action spontanée, instinctive ou d'habitude, finit, et où l'action personnelle, volontaire, commence; de même il est difficile de saisir le moment où nous cessons de rêver pour commencer à méditer. Nous dirions que la rêverie, pouvant être et étant souvent l'habitude de l'attention, nous passons de l'un de ces deux états à l'autre sans nous en apercevoir; et qu'il est permis de supposer que, toutes les fois qu'un homme est assez absent pour ne pas percevoir une sensation énergique ou pour commettre une distraction remarquable, il est passé de l'état de rêverie à l'état d'attention méditative. Car d'ailleurs, toutes les fois que sera commis un fait étonnant de distraction, l'individu qui l'aura commis sera capable de dire à quoi il pensait au moment, ce qui lui serait impossible immédiatement, dans le cas où il sortirait de l'état de rêverie.

Le caractère le plus incontestable et le plus aisé à démontrer de l'état de rêverie, c'est que l'individu qui rêve n'a conscience ni de son état, ni des objets dont s'occupe son esprit, ni de l'activité actuelle de son intelligence; la preuve en est, la réponse de tout homme que vous ferez sortir de cet état et à qui vous demanderez : A quoi pensiez-vous donc? — Mais à rien, vous dira-t-il. Dans le temps où maintenant il a conscience qu'il ne pensait à rien, il pensait à quelque chose ; car, si vous tombez juste sur l'objet duquel il pensait, en lui demandant : Ne pensiez-vous pas à telle ou à telle chose? il vous dira : Tiens, c'est vrai, c'est à cela que je pensais! Il pensait, parce qu'il est impossible que l'intelligence reste un seul instant sans penser, sans avoir présente une idée. Dans le rêve proprement dit, ce n'est pas parce que l'intelligence s'est exercée par hasard que nous nous souvenons, c'est parce que par hasard la conscience a perçu ; la preuve, c'est que c'est justement dans les cas où la conscience ne perçoit rien, que des paroles, des gestes, viennent témoigner que l'intelligence de l'homme qui dort s'exerce, quel que soit le sens de son action. Enfin, dernière raison, si notre esprit, le matin, au réveil, a des notions si claires sur le sujet étudié le soir au moment du sommeil, n'est-ce pas que notre intelligence a dû, pendant que le moi dormait, penser à ce sujet? Desquelles raisons nous serions assez porté à induire que l'intelligence ne peut être conçue, existant un seul moment, sans avoir une idée; que l'idée est à l'intelligence une fonction normale, au même titre que la contraction est la fonction du cœur.

Quand nous rêvons, nous n'avons pas conscience que nous rêvons; quand nous agissons spontanément, nous n'avons pas conscience de notre action, nous n'avons conscience qu'après du résultat, et encore n'en est-il pas toujours ainsi; combien d'actes accomplis par nous automatiquement et dont nous ne gardons pas plus le souvenir que notre intelligence n'avait, à leur égard, connaissance au moment de l'exécution ! Au contraire, quand nous sommes attentifs, et quand nous agissons, après avoir pensé et en pensant à notre action, toutes les fois que nous faisons acte de volonté, nous avons conscience, c'est-à-dire connaissance, par notre perception intérieure, de l'action que nous commettons. La perception du moi est donc le caractère essentiel, qui différencie l'acte volontaire du spontané. Nos actions volontaires, les seules observables pour chacun en soi-même, ont encore un caractère distinctif : en même temps que nous connaissons au sujet de l'action à commettre, nous avons la conscience que nous sommes à même de la commettre ou de ne la pas commettre, la liberté est le caractère distinctif par excellence du fait volontaire; or cette liberté dans le choix de l'action n'existe que parce que nous connaissons, au sujet des circonstances déterminantes et aussi au sujet de nos moyens d'action; cette connaissance ne peut nous venir que par la perception interne; sans la conscience de ses moyens, aussi bien que sans la connaissance des résistances, il n'est pas de liberté concevable. La volonté de l'homme, son pouvoir personnel n'est donc que le pouvoir qu'il a d'agir avec connaissance, c'est-à-dire surtout avec conscience de son action.

PARAGRAPHE VIII.

DU LIBRE ARBITRE.

La liberté étant le caractère essentiel de tout acte volontaire, il rentre évidemment dans notre sujet d'aborder la question de la liberté humaine ou liberté de penser, appelée encore liberté philosophique, libre arbitre, libre vouloir, par opposition à ce qu'on appelle libre pouvoir, liberté d'action.

L'homme est libre. Que doit-on entendre par là? M. A. Maury, dans un remarquable article sur la folie, parlant des difficultés qu'on rencontre à chaque pas, lorsqu'il s'agit d'établir ou bien le moment où l'homme cesse d'être raisonnable, ou bien la différence entre l'aliéné et l'homme au paroxysme de la passion, est dans le vrai, en disant : « Ces difficultés que le médecin rencontre à chaque pas tiennent précisément à l'obscurité qui règne sur le diagnostic de l'aliénation mentale, et cette obscurité se rattache elle-même à l'impossibilité de trouver une solution déterminée du grand problème de la liberté humaine. » Nous n'entreprendrons pas de traiter cette question, la plus difficile de la philosophie ; nous dirons seulement un mot des divers systèmes, après avoir essayé d'établir en quelles limites nous semblent devoir être renfermés la définition et le sens d'un mot sur lequel est basée toute la morale pratique.

L'homme est libre. Faut-il, avec Montaigne, ajouter que la vraie liberté c'est pouvoir toutes choses sur soi? Montaigne, entraîné par la tendance qui porta tous les philosophes à donner au mot liberté un sens absolu, en a bien donné une absolue définition ; mais, appliquant à son principe les données de l'expérience, il aurait dû dire : la vraie liberté serait pouvoir toutes choses sur soi, et conclure : l'homme n'est pas libre. Car enfin pouvoir ainsi toutes choses sur soi serait avoir le privilége de se déterminer à agir toujours, sans jamais tenir compte des impulsions qui nous viennent de notre nature physique, besoins, et de notre nature morale, passions, désirs ; ce serait pouvoir agir aussi, sans tenir compte des circonstances actuelles, au milieu desquelles nous devons agir, sans tenir compte du milieu dans lequel nous vivons, de ceux dans lesquels il nous a été donné de vivre jusqu'ici, et qui, par l'éducation, ont imprimé en nous des idées qui sont telles et qui, avec d'autres milieux, eussent été différentes : toutes conditions dont l'influence sur nous est incontestable, et sous l'influence desquelles il n'a pas dépendu de nous d'être ou de n'être pas placés. Être libre, comme le veut Montaigne, serait avoir la faculté d'agir, sans considérer les choses en nous ou en dehors de nous, qui ne dépendent pas de nous ; et non-seulement nous dirons, avec M. Maury, qu'une pareille liberté est une chimère imaginée par les métaphysiciens, et dont la fausseté est démontrée par les faits ; nous ajouterons que notre intelligence se refuse à concevoir même que son existence fût possible. Parce que d'abord, si le fait volontaire n'est libre qu'à cause de la délibération intellectuelle, nous ne voyons rien de quoi puisse s'occuper l'intelligence, si ce n'est seulement des circonstances actuelles, en nous ou au dehors, ne dépendant pas de nous, il est vrai, mais desquelles il dépend de nous de chercher à connaître; parce qu'ensuite, sans l'action sur nous de ces influences diverses, nous serions dans l'impossibilité d'agir, puisque ces influences sont les seules causes déterminantes compréhensibles de nos actions.

Mais, si le libre arbitre, si la liberté humaine n'est point concevable, dans le sens absolu du mot, l'absolutisme exclusif du principe énoncé par Montaigne mène droit au fatalisme, à la plus perversive de toutes les doctrines, puisqu'elle rend impossible toute morale, en détruisant la notion de responsabilité. Pourtant sa conscience témoigne en lui, et, si l'individu, après avoir mal fait, se le reproche, le regrette, a des remords, ce ne peut être que parce qu'il avait, au moment de l'action, la conscience d'être libre de faire le bien au lieu du mal. Le témoignage de la conscience, en matière morale, est pour nous d'autorité, aux mêmes titres, incontestable que le témoignage de la perception par les sens, en matière d'observation physique; et il nous répugnerait d'admettre la fatalité comme base de la morale. Aussi pensons-nous que la liberté doit s'entendre le caractère réel de certaines de nos actions, caractère seulement non absolu et impossible à concevoir, s'appliquant à nos actes, à nous, dont l'intelligence est imparfaite et la sphère d'activité si courte de rayon, mais caractère qui soit plus applicable à notre nature, étant mieux proportionné à la grandeur de nos actions.

Nous ne reviendrons pas sur ce point, que c'est la délibération intellectuelle préalable qui imprime à l'action volontaire son caractère de liberté; nous délibérons pour savoir quelle devra être l'espèce de l'action commise, puis, après avoir jugé, en considérant ses conséquences éventuelles, quelle direction est la meilleure à adopter, nous nous déterminons; dans le moment où nous délibérons, nous avons la conscience d'être libre d'agir aussi bien dans ce sens-ci que dans celui-là, et la preuve que nous avons en nous cette connaissance, c'est que nous délibérons, ce qui, étant commettre une série d'actions intellectuelles, est fatigant. Or, la preuve que la liberté existe se déduisant du témoignage de la conscience, quelle est la nature de cette liberté? Étant données toutes les conditions nécessaires qui pèsent actuellement dans la délibération, nous sommes libres non d'écarter leur influence, mais seulement de la contre-balancer par l'influence de considérants rappelés par la mémoire et constituant en nous les principes de l'éducation. Nous sommes libres non de faire taire nos besoins, nos désirs, par exemple, nous sommes libres d'agir, déterminés par autre chose que la perspective de la jouissance procurée par leur satisfaction; et, si puissante que soit la pression qu'il exerce, un besoin n'aura jamais une autorité d'influence telle que la liberté individuelle soit annihilée, car cette pression peut être balancée par un considérant moral plus influent encore; l'influence relative des considérants divers dépendant, comme nous dirons en parlant de la théorie de Leibnitz, non de leur nature, mais de l'importance que leur considère et leur crée la raison, dans le temps qu'elle délibère. Si, en même temps que croissent les résistances, nous étions à même de leur proportionner les forces qui sont en notre pouvoir, notre liberté d'action serait inaliénable comme notre liberté de résolution.

Outre la cause déterminante première qui, étant un phénomène sensible, est nécessaire, toute action volontaire a en outre, et c'est là ce qui la distingue de la spontanée, une cause déterminante immédiate qu'on nomme le motif de l'action. Le motif est la raison, la cause jugée déterminante par l'intelligence; la liberté de détermination consiste en ce que dans le moment où je jugeais un motif suffisant, il ne dépendait, absolument parlant, que de moi de juger suffisant le motif opposé. La détermination étant la conséquence de la délibération, et pour ainsi dire le commencement de l'action, puisque c'est l'acte du moi qui décide suivant quel sens il faut agir, et qu'il importe de connaître ce sens avant de commencer à agir; la détermination est, de l'acte volontaire, la seule partie de laquelle on puisse absolument dire qu'elle est libre; aussi est-ce à la seule détermination que le libre arbitre appartient comme essentiel caractère.

C'est sans doute pour n'avoir pas assez considéré dans quelles conditions était résolue la manière dont il agirait, que les philosophes, forcés par le témoignage de la conscience à admettre que l'homme était libre, sont tombés dans les conséquences désastreuses où une définition trop métaphysiquement absolue de la liberté amène nécessairement l'esprit. Il est absolument vrai que l'homme est libre de se déterminer; mais la liberté n'est pas pour cela un caractère absolu, c'est seulement un caractère appartenant toujours nécessairement à l'action, lui appartenant absolument, c'est-à-dire de telle façon que mon esprit se refuse à concevoir une seule action volontaire, une seule détermination possible qui ne soit pas empreinte, aux mêmes titres que toutes les autres, du caractère de liberté. Et la preuve que la liberté ne peut être conçue : un caractère absolu de son espèce, c'est que les causes déterminantes de son action volontaire sont venues à l'individu, de sa sensibilité d'abord, ensuite de son intelligence, facultés qui, toutes deux, sont imparfaites; si bien que, dût la proposition au premier abord se faire taxer de sophisme, on pourrait avancer que précisément la liberté ne peut être conçue caractère essentiel des actions volontaires de l'homme, que parce que son intelligence et sa sensibilité sont imparfaites; que s'il en était autrement, je ne comprends pas comment je pourrais être libre. Et en effet, si l'homme est libre, c'est uniquement parce qu'il délibère avant d'agir; pour délibérer, il faut que sa délibération roule sur quelque chose, que son esprit ait au moins à comparer deux partis qu'il pourrait prendre, deux alternatives entre lesquelles il puisse choisir : ces deux partis, ces deux alternatives, sont toujours, généralement parlant, le bien ou le mal; supprimez une des deux alternatives, le mal par exemple; dans l'action, l'autre, le bien, devient nécessaire; conséquemment, plus de délibération utile, l'action ne peut être distinguée des spontanées. Mais l'homme est précisément libre, parce qu'il a lieu de délibérer afin de chosir entre le mal et le bien; et l'une de ces deux alternatives, le mal, est la conséquence de son imperfection. Si la sensibilité était parfaite, concevriez-vous la douleur nécessaire, à laquelle votre nature ne peut se soustraire? Et concevriez-vous l'erreur, nécessaire aussi elle, si votre intelligence était parfaite? Au point de vue de la sensibilité animale, la douleur est même chose que le mal, au point de vue de la sensibité morale, des sentiments; et pour l'intelligence, le faux c'est le mal, de même que, pour elle, le vrai est le bien. Si vous étiez parfait, auriez-vous besoin, dans l'attention, d'appliquer votre volonté à l'exercice de votre intelligence? nécessairement vous arriveriez toujours au vrai, au bien; si vous étiez parfait, vous n'auriez pas deux manières de sentir, ni deux manières de juger; vous ne seriez plus libre de choisir, n'ayant pas deux manières de faire acte de votre pouvoir d'agir; et aussi croyons-nous avoir le droit d'avancer que la liberté est la conséquence de l'imperfection.

Dans sa théorie du déterminisme, Leibnitz ne conserve de la liberté que le nom, lorsqu'établissant que « c'est toujours le motif le plus puissant qui nous détermine », il conclut à la nécessité de direction de la détermination. Mais c'est là une discussion de mots seulement; nous avons agi, déterminé par le plus puissant de tous les motifs considérés, cela est vrai; mais c'est la délibération intellectuelle qui a jugé que ce motif était le plus puissant, et c'est seulement parce qu'elle l'a jugé tel, qu'il nous détermine; de sorte que la phrase de Leibnitz pourrait être remplacée par celle-ci : nous sommes toujours déterminés par le motif que nous avons jugé le plus puissant! laquelle exprime le fait vrai, que la détermination est la conséquence de la délibération.

Un mot sur la théorie de Bayle: pour lui, l'homme est une girouette intelligente qui croit tourner, alors que c'est le vent qui la tourne; nous croyons vouloir et nous sommes menés par un pouvoir supérieur. Cette théorie n'est d'abord qu'une supposition très-gratuite, puisqu'elle existe non à cause des faits, mais malgré les faits; l'existence d'un pouvoir supérieur qui aurait la constance de s'amuser à nous tourner, à nous mouvoir, ne doit pas être facile à prouver (même avec de mauvaises raisons), et en tout cas, ce pouvoir si supérieur n'avait guère besoin de nous laisser les apparences, en somme assez triste dédommagement.

Nous concluons : dire d'un homme qu'il est libre, et entendre par là qu'il a son libre arbitre, ne peut signifier rien autre chose, sinon simplement qu'il peut vouloir, c'est-à-dire délibérer avant d'agir; quels que soient le résultat et l'espèce de la délibération, son existence (et non ses caractères) imprime à l'action le cachet de la liberté. Aussi tout homme est-il libre, absolument au même titre que les autres; celui qui se trompe ne fait pas moins acte de volonté que celui qui a jugé vrai; parce que l'erreur est un mode normal d'exercice de l'intelligence. Et il est si vrai d'ailleurs que l'erreur n'enlève nullement à l'action son caractère de liberté, que la loi punit les délits involontaires, ceux commis parce que l'individu s'est trompé (le mot involontaires signifiant que les délits ne sont pas l'expression de la détermination prise); quoique que l'action de la justice soit simplement la conséquence de notre organisation morale, et que l'individu qui a commis ainsi le délit n'en soit pas responsable devant sa conscience, puisqu'elle ne lui reproche rien.

« Ce qu'on nomme dans l'homme la liberté ne consiste pas dans la faculté qu'il aurait de tout faire, de tout vouloir indifféremment, mais dans celle qui lui est accordée de faire, d'exécuter, ce à quoi il est entraîné par son tempérament, son caractère, ses goûts, en un mot, par une organisation qu'il n'a pas dépendu de lui d'avoir ou de n'avoir pas; et en ce sens, l'homme aliéné n'est pas moins libre que l'homme raisonnable, car l'un et l'autre agissent conformément à leurs volontés, à leurs désirs. Que ces volontés, ces désirs, soient censés ou non, peu importe; tous deux se déterminent en raison de leur organisation intellectuelle, morale et physique, et veulent réellement ce qu'ils veulent. » (A. Maury.)

Celui-là est responsable qui, dans l'action, fait acte de liberté; celui-là est libre qui veut; vouloir, c'est agir après avoir pensé au sujet de l'action à commettre, qu'on soit, dans l'acte intellectuel appelé délibération, arrivé d'ailleurs à une conclusion vraie ou à une conclusion erronée. Telles sont les données sur lesquelles va maintenant reposer toute notre argumentation.

DEUXIÈME PARTIE.

ÉTUDE PATHOLOGIQUE.

> ..... car les aliénés sont des gens qui se trompent!
>
> (LEURET.)
>
> Certains fous tiennent des discours suivis, soutiennent une discussion, quelquefois comme le meilleur et comme le plus subtil dialecticien, et commettent des actions motivées, auxquelles il ne manque qu'un point de départ plus juste, des prémisses mieux fondées.
>
> (LONDE, discours à l'Académie.)

Nous passerons rapidement sur cette deuxième partie de notre travail, en apparence pourtant la seule médicale, parce qu'elle ne renferme au fond que la deuxième prémisse de notre raisonnement. L'essai par nous entrepris est un essai moral : prouver que l'aliéné, qui n'est pas responsable aux yeux de la loi, n'a pas perdu son libre arbitre; par suite, qu'il est irresponsable, non dans le sens absolu, mais simplement dans un sens défini du mot.

La première partie contient tous les principes sur lesquels nous allons désormais avoir à nous appuyer; la troisième partie contiendra l'exposé des conséquences morales de la théorie que nous avons cru pouvoir adopter. Dans cette deuxième partie, nous allons chercher si, de l'étude de tous les symptômes de l'aliénation, il n'est pas permis de conclure que l'aliénation est toujours un état, non de la volonté, mais de la faculté intelligence.

Dans un premier paragraphe, nous passerons brièvement en revue l'hallucination, l'idée fixe, la conception délirante, etc., enfin chacun de tous les symptômes qui, combinés diversement entre eux pour former les types différents, se retrouvent dans toute maladie portant son action sur les fonctions de l'homme moral; et, à propos de chacun de ces symptômes, éléments essentiels de l'aliénation, nous essayerons de démontrer que les modifications de l'activité ne sont que les conséquences de l'état modifié de l'intelligence.

Puis, dans un deuxième paragraphe, nous jetterons un coup d'œil sur chacun des types qui constituent les divisions consacrées dans la science et sont formés des expressions symptomatiques précédemment étudiées; nous dirons un mot de la manie, de la monomanie, de la démence, et aussi de l'idiotisme, monstruosité, vice congénital, au point de vue de l'étiologie, fort différent de l'aliénation, mais, à cause de ses conséquences, rentrant avec elle dans l'étude morale que nous faisons.

Enfin, dans un troisième paragraphe, après nos conclusions, nous exposerons pourquoi et comment se sont trouvés induits en erreur ceux des aliénistes qui font de l'aliénation une lésion de la volonté.

PARAGRAPHE Ier.

DES SYMPTOMES DE L'ALIÉNATION.

Dans ce paragraphe, nous allons étudier isolément en quoi consiste chacun des différents symptômes qui constituent, si l'on peut ainsi parler, les désordres fonctionnels élémentaires, lesquels se doivent nécessairement rencontrer les uns ou les autres dans toute affection mentale; ainsi l'hallucination, l'idée fixe, les conceptions délirantes, les impulsions insolites, la dissociation des idées, la dépression et l'excitation de l'intelligence, le délire.

I. De l'hallucination.

Nous commençons par l'hallucination, parce que c'est, nous semble-t-il, le plus remarquable de tous les symptômes des maladies mentales, parce que c'est un des moins aisés à concevoir au premier abord, dépendant d'une manière d'être de la faculté intelligence, parce qu'enfin c'est celui sur lequel nous aurons à nous étendre le plus longuement. L'hallucination est une forme symptomatique qu'on retrouve dans le plus grand nombre des cas de maladie mentale, et, toutes les fois qu'elle existe, elle est le point de départ de toutes les actions, la cause qui imprime à tous les jugements, à toutes les résolutions de l'aliéné, leur caractère spécial.

L'hallucination, suivant quelques auteurs, est une sensation perçue réellement par l'individu, suivant les autres, une sensation qu'il croit percevoir, en dehors, du reste, des conditions nécessaires et indispensables physiologiquement à sa production : présence de l'objet représenté par l'idée née à la suite de l'impression et contact, spécial dans son mode, de cet objet avec l'épanouissement au dehors de l'organe du sens. L'aliéné voit, entend des personnes qui ne sont point présentes, sent des odeurs qui n'existent pas, et poutant la perception est bien nette, car, ainsi que le dit Esquirol, tous les aliénés, après leur guérison, répètent qu'ils ont vu et entendu aussi distinctement qu'ils voient et qu'ils entendent dans l'état normal; tous, en outre, sont convaincus, ont la certitude de la réalité d'existence de l'objet auquel ils attribuent la perception jugée conséquence d'une transmission par les organes des sens. L'aliéné sent-il réellement, ou bien simplement croit-il sentir? Nous ne discuterons pas la valeur respective de ces deux opinions, qui, dans notre esprit, sont toutes deux bien près du même sens. Si par *sensation réelle* on doit entendre une sensation vraie, il est incontestable que l'allucination ne peut être qualifiée telle, puisque ne se trouvent dans la production de cette sensation aucune des conditions indispensables, présence et contact de l'objet déterminant avec l'organe du sens. L'aliéné croit sentir, affirme qu'il sent réellement, parce que la perception sensorielle, dont l'existence n'est pas douteuse, est en lui identique à la perception qui serait conséquence du contact avec l'organe sensible de l'objet, qu'il juge exister parce que, si le jugement succède à la sensation, il ne peut être conçu, basé sur aucune autre partie de la sensation, que ce qui constitue la perception du moi.

Dans l'hallucination de l'aliéné, il y a erreur, l'esprit jugeant conséquence d'une sensation soit interne, soit externe, cette perception à la réalité d'existence de laquelle nous avouerons ici que nous croyons, à cause du témoignage de la conscience de celui qui l'éprouve et qui nous affirme l'éprouver. Cette perception est, nous le verrons tout à l'heure, le fait de l'attention portée à un degré de tension extrême, elle est un des éléments du phénomène; l'autre élément est un fait de jugement, c'est la croyance à la réalité d'existence de l'objet auquel est attribuable la sensation, et ce fait est une erreur; car nous nous sommes appesanti sur ce point, que le caractère essentiel de toute erreur était non-seulement que l'esprit fût dans le faux, mais que surtout, dans le moment où il était dans le faux, la conscience crût être dans le vrai. D'ailleurs des exemples nombreux prouvent que des hommes jouissant de toute leur raison ont été sujets à des hallucinations de la vue, surtout au moment du sommeil : Burdach et Muller, physiologistes allemands, que M. Baillarger citait dans une de ses leçons cliniques de 1855, étaient dans ce cas, et cela seul pouvait établir entre eux et l'aliéné une distinction essentielle, qu'ils ne commettaient pas l'erreur du jugement; ils ne croyaient pas à l'existence réelle de l'objet qui eût dû la produire dans l'ordre normal, bien qu'ils eussent toujours constaté la perception, en eux aussi nette que si la sensation avait été déterminée par des objets extérieurs agissant sur le sens de la vue; ils restaient dans le vrai, et constataient seulement ainsi qu'ils eussent pu se tromper, sans les données expérimentales qu'ils avaient pour rectifier leur jugement.

Comment concevoir le mode de production de cette perception anomale produite, comme par une sensation, en dehors de tout excitant des organes des sens? Encore ici deux opinions sont en présence : certains auteurs attribuent l'hallucination à l'attention; d'autres, à l'état de rêverie, à ce que M. Maury appelle l'*automatisme de l'intelligence*. Suivant M. Brierre de Boismont, l'hallucination est le plus haut degré de tension auquel puisse parvenir l'esprit; pour M. Lélut, c'est la transformation de l'idée en sensation, toujours elle a pour objet des idées représentées par la mémoire et l'imagination, et antécédemment venues de sensations qui ont produit au moment une forte impression sur l'intelligence. Nous citerons ici l'opinion d'un auteur qui ne partage pourtant pas la manière de voir de M. Lélut; dans son chapitre de l'hallucination, M. A. Maury s'exprime ainsi : « L'hallucination ne se produit pas à la suite d'une révivification graduelle de la pensée, du souvenir par une série de métamorphoses d'idées en idées-images, et d'idées-images en idées-sensations. Mais on ne peut nier que, quant à concevoir la formation de ces diverses idées et leur production, l'ordre qu'a suivi M. Lélut ne soit très-logique et très-satisfaisant. » Mais, plus loin, il ajoute : « Cette classification n'implique pas la nécessité que la pensée doive passer par cette série de transformations, elle fait voir seulement la génération des fonctions intellectuelles depuis leur état normal jusqu'à leur état maladif. » Pour M. Maury, l'hallucination est toujours produite par l'état d'automatisme de l'intelligence, de rêverie, dans lequel les facultés intellectuelles sont abandonnées à leur action par le pouvoir volontaire, et, tout en rendant justice à l'opinion qu'il combat, il établit que, si l'hallucination était réellement un phénomène produit par l'extrême objectivité de l'idée, portée au point qu'elle parût une réalité extérieure, elle devrait être toujours la conséquence de la méditation, tandis que le plus souvent elle s'établit tout à coup, et n'est rien moins que produite par la tension de l'esprit; et encore, à propos des hallucinations qui surgissent dans l'état intermédiaire entre la veille et le sommeil, « leur étude, ajoute-t-il, nous semble conduire à des résultats opposés à ceux de M. Lélut : en effet, ces hallucinations intermédiaires ne se manifestent que dès que l'attention disparaît et que l'esprit entre dans ce vague qui va conduire au sommeil. »

Pourtant l'opinion de M. Lélut nous séduit : toutes les abstractions idées qui nous sont venues par nos sens, et que la mémoire conserve et nous représente à certains moments, diffèrent suivant leur origine ; celles venues par l'ouïe sont des échos ; celles venues par la vue, des images ; celles venues du goût, de l'odorat, des saveurs ; celles venues du toucher, des formes, des contours. Dans le premier degré de puissance de souvenir, nous avons l'idée proprement dite, la notion de l'objet qui détermina la sensation ; ainsi nous avons l'idée représentée actuellement par la mémoire et venue dans un temps plus ou moins éloigné par l'intermédiaire de notre sens de la vision ; nous avons l'idée d'un homme ou d'un objet, non assez nette pour les dépeindre, mais le plus souvent assez précise pour constater l'identité des deux sensations, si cet homme ou cet objet venaient à se présenter une seconde fois à nos yeux. Dans un second degré, la puissance de représentation est plus forte, et au lieu que votre mémoire vous rappelle simplement l'idée de l'objet, vous avez par la réminiscence une idée-image, suivant l'expression de M. Lélut. Dans les créations de l'art, on cite la faculté de quelques artistes capables de représenter de mémoire l'image exactement ressemblante d'un lieu, d'un objet qu'ils n'avaient vu qu'en passant ; de quelques fameux musiciens qui, après une seule audition, auraient pu écrire le morceau, même de longue haleine, qu'ils venaient d'entendre ; et enfin, quand chacun de nous se souvient des choses qui lui sont familières, comme des endroits qu'il habita longtemps, au lieu d'avoir simplement l'idée de ces choses ou de ces lieux, n'est-il pas assez exact de dire qu'il les voit réellement dans son esprit? La transition est ménagée, de l'idée-souvenir à l'idée-image il y a loin déjà ; supposez encore une perception, rappelée par la mémoire, si nette en vous qu'elle soit à l'idée-image ce que l'idée-image est à l'idée-souvenir, vous avez l'idée-sensation de M. Lélut ; vous êtes arrivé à une telle puissance de représentation imaginative, que l'idée-réminiscence est identique à l'idée née au moment même de la perception sensoriale. Ainsi je me rappelle un homme si bien, que non-seulement je serais capable de dépeindre toute sa personne, mais encore si bien que je le vois réellement, l'idée-souvenir que j'ai actuellement à son sujet étant tout semblable à celle que j'aurais, si cet homme était en ce moment devant mes yeux.

Les objections faites par M. Maury à la théorie de M. Lélut, qui, tout entière, repose sur la puissance d'attention, seule capable de faire concevoir comment se forment les idées-images dont nous venons de parler, chez les artistes qui n'ont vu ou entendu qu'une fois à peine les objets ou les morceaux de musique que leur esprit possède pourtant, puisqu'il peut les leur représenter exactement ; les objections de M. Maury, disons-nous, sont assez sérieuses, cependant essayerons-nous de les réfuter. Il est certain que souvent l'hallucination s'établit tout à coup : au milieu d'une conversation qui pourtant semblait devoir appeler complétement son attention ailleurs, l'aliéné se met à répondre à ses voix, dans un moment, par conséquent, où nul ne peut prétendre qu'il ait l'esprit tendu. Mais, de même que l'homme préoccupé d'un sujet qui le passionne, et dans certains moments captive son attention, se surprend à y rêver dans des instants où il semblerait qu'il dût être tout occupé d'autres choses, et n'y songe ainsi involontairement, spontanément, par habitude, que parce qu'il s'en est déjà très-volontairement, très-attentivement occupé l'intelligence ; de même conçoit-on que l'hallucination n'en est arrivée, chez le plus grand nombre des aliénés, à se représenter si spontanément, qu'à cause de l'énorme dose d'attention que l'individu dût dépenser à la contemplation de l'idée qui, les premières fois, fit naître la perception, bien avant qu'il l'avouât à personne, bien avant que nul se doutât de l'influence mystérieuse qui présidait à ses actes. N'est-ce pas même précisément à cause de la durée antérieure que son existence suppose à l'état morbide, que tous les aliénistes considèrent l'hallucination comme un symptôme des plus fâcheux, qui même doit faire craindre l'incurabilité? de deux états morbides au même degré, celui-là devant être réputé le plus grave qui dure depuis le plus long temps.

Quand on songe d'ailleurs à l'état de stupidité dans lequel, comme dit M. Baillarger, leurs hallucinations plongent quelquefois les aliénés, qui, ne vivant plus de la vie commune, en arrivent à ne plus exister que pour leurs sensations erronées, jusqu'à ce qu'ils tombent enfin dans le dernier état de démence; n'est-il pas vrai d'admettre que toute leur puissance d'attention est absorbée à la contemplation de leur erreur? Quand on voit l'attitude immobile, le geste lent qui commande le silence, l'expression attentive de la face, le cou tendu, la bouche entr'ouverte de l'halluciné qui écoute les insinuations ou les instructions du génie qui lui parle, quand on le voit en même temps si détaché de tout ce qui l'entoure; n'est-il pas rationnel d'admettre qu'il est plongé bien avant dans l'état d'attention? L'état vague de rêverie détache aussi, il est vrai, plus ou moins l'individu du monde environnant; mais il fera place toujours à l'état d'activité normale à propos du moindre fait sensible, s'il ne s'est pas insensiblement transformé en état d'attention méditative.

L'hallucination est pour nous, comme pour M. Lélut, le plus haut degré de la méditation, laquelle seulement finit par passer à l'état d'habitude; et, comme il est très-permis d'admettre que la rêverie est à l'attention ce que le fait actif d'habitude est au fait volontaire (toute idée, toute opération de l'intelligence rêvant, ayant évidemment été, à une époque ou à une autre, idée, opération de l'intelligence attentive), aussi peut-on concevoir que l'hallucination, d'abord conséquence de l'attention nécessaire, devient ensuite, par habitude, le fait conséquent de l'état de rêverie. En outre, s'il est incontestable que dans l'extase, sans considérer l'état nerveux cataleptique, l'hallucination est le résultat exclusif de la concentration de l'intelligence, comme elle est en tout l'analogue de la perception sans cause extérieure de l'aliéné, il est difficile à l'esprit de concevoir le même phénomène conséquence tantôt d'un état et tantôt de l'état précisément opposé. D'ailleurs l'impression conservée par la mémoire est d'autant plus nette que la volonté intervient plus énergiquement, et, à mesure que l'intelligence cesse d'être attentive, cette impression diminue, jusqu'à ce que même il arrive un moment où l'individu, rêvant, pourra n'avoir ni conscience de ce à quoi il pense, ni même conscience qu'il pense à quelque chose; l'halluciné conserve assez exactement le souvenir des êtres ou des choses qui constituent ses visions, pour qu'on puisse supposer qu'il ait, au moment, une connaissance parfaite de ces êtres ou de ces choses. Enfin la perception, qui constitue un des deux éléments de l'hallucination de l'aliéné, est si bien la conséquence de l'état d'attention, que dans la réflexion, dans la méditation, à mesure que nous concentrons nos facultés, nous nous détachons du monde extérieur, comme dit M. Maury, nous tombons dans un véritable état de catalepsie, légère, momentanée, mais qui sera d'autant plus durable que l'abstraction de notre esprit sera plus grande; que si la tension de l'esprit est considérable et s'applique à des éléments fournis non par la mémoire, comme dans les déductions ou inductions abstraites de l'intelligence, mais par l'imagination, l'hallucination pourra être produite, l'image représentative de l'objet duquel l'esprit s'occupe sera perçue; seulement la non-conviction touchant la réalité d'existence de l'objet, auquel se rapporte la perception, restera dans ce cas à l'individu, comme preuve de raison, comme caractère essentiel le distinguant de l'aliéné. Notons pourtant ici qu'il est d'incontestable expérience que, pour l'individu raisonnable, l'existence de ces hallucinations, amenées par la concentration méditative, constitue une véritable prédisposition à la folie proprement dite, prédisposition d'autant plus sérieuse que ces hallucinations sont plus fréquentes.

Outre qu'il a des hallucinations, l'aliéné est convaincu que la perception est la conséquence de la présence et du contact de l'objet auquel il attribue la sensation ; il se trompe en son jugement, il est dans l'erreur, et c'est là le seul motif pour lequel il mérite le nom de *fou ;* c'est là l'essentiel caractère de son état.

La perception, à la réalité objective de laquelle croit l'aliéné, est la cause modificatrice de tous ses jugements, le point de départ de toutes ses actions ; le rôle de l'hallucination est d'une importance majeure ; variant dans son espèce d'un individu à l'autre, c'est elle qui imprime surtout à chaque cas d'aliénation son caractère d'originalité.

Passons rapidement en revue quelques-unes des formes que peuvent revêtir les sensations fausses des aliénés, car, de la connaissance des variétés qu'elles présentent, nous serons amené peut-être, dans le cours de ce travail, à tirer des conclusions importantes. Chaque aliéné a des hallucinations qui sont marquées au coin d'un cachet d'originalité, comme sont marqués d'un cachet original le caractère d'homme de chacun de nous, ses actions et les idées qu'il caresse, *dadaïquement,* suivant l'expression de Sterne. C'est le génie du bien qui entretient ce philanthrope, qui parle contre l'esclavage à ce monomane négrophile, qui lui inspire des solutions sur les plus grandes questions de la morale ; aussi cherche-t-il toujours l'isolement, la solitude, l'occasion d'entendre, et son air de satisfaction, de bonheur radieux, peint tout le plaisir qu'il éprouve à se plonger, à se concentrer dans son erreur. Ce peut être le génie du mal qui souffle une mauvaise action à un honnête homme ; voyez-le impatient, cherchant à se distraire, à ne pas écouter les spécieuses raisons murmurées à son oreille, à faire taire les voix qui le poursuivent ; il lutte énergiquement, le sentiment du bien suffit encore à le soutenir ; mais son intelligence se lasse à combattre les arguments dont il est obsédé, bientôt ses forces ne suffiront plus, et, poussé à bout, entraîné, incapable de résister plus longtemps, vaincu, il commettra une action indigne de lui. Voyez cet homme, d'un tempérament sanguin, d'un caractère violent, les lèvres écumantes, la face injectée, s'il a toujours la menace et l'injure à la bouche, si ses paroles sont incohérentes, si ses traits sont crispés par la colère et la fureur, c'est qu'il répond aux voix d'individus qui lâchement l'injurient, qui abusent de l'impossibilité où les liens qui l'enchaînent le mettent de se venger. Au contraire, si un homme timide, à conscience timorée, à force de s'exagérer le mal qu'il croit avoir commis, en arrive à se créer la réalité d'une puissance continuellement acharnée à ses pas, lui reprochant sans cesse son action honteuse ; toujours muet, silencieux et soumis, l'air contrit et humble, le regard à jamais fixé à terre, son attitude exprimera l'humilité que lui inspirent ses remords, en attendant qu'ils l'amènent au dernier degré de la démence. Depuis longtemps, cet orgueilleux est infatué de sa supériorité, c'est un homme à grandes idées ; aujourd'hui le génie du bien, du beau, du grand, est en continuel rapport avec son intelligence, c'est lui qui l'inspire et lui parle ! Laissez-le faire, il bouleversera la société ! Examinez sa démarche majestueuse et hautaine, son air de fierté et d'arrogance ; ce chiffon qu'il tient à la main, c'est le prospectus qui doit remuer le monde !... Place, mirmidons; vous n'arrivez pas à la hauteur de ma cheville !... Celui-ci, toujours taciturne, sombre, l'œil haineux, ne respire que pour la vengeance; dans le but de se procurer des armes, il combine sans cesse quelques moyens de se soustraire à la répression et à la surveillance qui l'exaspèrent. C'est que son bon ange vient chaque nuit lui rappeler que sa femme, que ses enfants, ont formé le noir projet de se défaire de lui ; son regard oblique et faux, les plis de son front, expriment tout ce qu'il éprouve ; il n'aspire qu'à se venger, poignarder tous les siens, et c'est là la seule action qu'il vous en veuille de ne pas lui laisser commettre. On pourrait multiplier indéfiniment les exemples.

La perception fausse de l'aliéné est souvent attribuée par lui à une sensation interne. Ainsi ce malheureux a avalé un serpent qui le tourmente déjà depuis longtemps; maintenant l'ignoble reptile lui ronge le foie, tout à l'heure il lui suçait le poumon ; et comme tous les aliénés, il croit à l'existence de ce reptile, auquel il attribue la perception douloureuse que réellement il sent en lui; de la même manière que les hallucinés voient et entendent réellement dans leur esprit l'homme qui, pour eux seulement, est là et leur parle.

L'erreur de l'aliéné peut encore revêtir une autre forme, l'illusion ; ainsi ne reconnaîtra-t-il ni ses parents ni ses amis, qu'il traitera avec indifférence et même repoussera avec haine, tandis qu'il fera le plus gracieux accueil à un étranger qu'il verra pour la première fois et qu'il qualifiera de son plus dévoué ami. Ce fait peut arriver, l'aliéné reconnaissant ses parents, à cause de certains motifs qu'il pourra avoir de les exécrer, par suite de les mépriser en feignant de ne les pas connaître ; mais ce sera souvent en prodiguant au nom de son père les expressions les plus affectueuses, les plus tendres, qu'il le méconnaîtra et le repoussera durement. Les illusions de l'aliéné sont assez comparables à l'erreur du jugement, venue en même temps de l'imagination et de la donnée sensoriale appréciée sans attention, trop promptement, qui, le soir, au clair de lune, sous l'influence de l'espèce des idées se succédant évoquées de la mémoire et surtout de l'imagination, dans l'état de rêverie auquel portent si naturellement la solitude et le silence de la nuit, vous fera prendre la branche morte d'un arbre pour le fusil d'un assassin qui vous met en joue.

Qu'est-ce que l'hallucination? C'est un phénomène dont évidemment le siége ne réside ni dans l'épanouissement du sens à l'extérieur, ni dans la portion de l'appareil qui transmet; c'est un phénomène qui ne peut tenir qu'au point de l'organe où se fait la perception; au point de vue anatomique de la physiologie, c'est un fait évidemment cérébral; au point de vue psychologique, un fait essentiellement intellectuel. Un mot d'explication : l'élément essentiel de l'hallucination de l'aliéné est son erreur, est un jugement faux : il croit à l'existence d'un objet qui n'existe pas; l'autre élément, qui se retrouve dans toute hallucination, dans celle même de l'homme raisonnable, c'est l'espèce de la perception qui est la cause déterminante de son erreur. Il est inutile d'insister sur ce point, que l'hallucination de l'aliéné est un fait intellectuel, puisque c'est une erreur; la cause déterminante médiate est la perception, la cause déterminante de la perception n'est point évidemment une action sur l'organe des sensations, puisque c'est justement cette action qui manque ; la cause de la perception est la réalité objective créée par l'esprit dans l'état d'attention, à l'idée rappelée par la mémoire et surtout l'imagination : donc l'hallucination est une erreur dont la cause déterminante première est la réminiscence, l'idée venue de la mémoire et de l'imagination. Nous n'avons pas besoin de faire observer que, dans l'illusion, l'impression sensorielle vient simplement ajouter une nouvelle source aux autres sources de l'erreur, l'individu a mal jugé de la donnée fournie par l'action du sens.

L'objet de l'hallucination peut être d'existence possible ou d'existence chimérique; dans ce dernier cas, l'imagination le compose, comme il lui arrive souvent dans le rêve, des attributs divers appartenant à des objets différents. M. Lélut a dit que l'halluciné est un homme qui rêve éveillé; et en vérité, s'il existe une analogie incontestable entre le rêve et la folie, c'est surtout entre le rêve et la folie avec hallucinations que cette analogie est frappante; quand nous rêvons, la perception des objets dont il nous arrive alors de conserver le souvenir, et qui nous viennent de l'imagination devenue la folle du logis et voyageant à son aise, est identique à la perception de l'aliéné, du moins il est permis de juger qu'elle est telle d'après la netteté de l'impression conservée par la mémoire. Que si on s'appuyait de cette analogie pour conclure que l'état d'attention n'est pas nécessaire à la production de l'hallucination, nous ferions observer que nous ne rêvons jamais que des choses qui nous ont, dans l'état de veille, à une époque plus ou moins éloignée, impressionné vivement l'esprit, préoccupé sérieusement l'intelligence, et que l'aliéné arrive à avoir spontanément, comme par habitude, ses hallucinations, à la production desquelles la tension volontaire de l'intelligence était d'abord nécessaire.

L'hallucination de l'aliéné est une erreur, dont la cause déterminante, médiate, est une perception d'une netteté insolite, et dont la cause déterminante, immédiate ou première, est l'action de l'imagination dans l'acte de la réminiscence. C'est toujours la reproduction d'une image conservée dans le souvenir.

II. De l'idée fixe.

Nous dirons un mot seulement de l'idée fixe, qui offre avec l'hallucination la plus grande analogie. Comme l'hallucination, l'idée fixe est la conséquence du haut degré de tension méditative de l'esprit, et en vient à se représenter bientôt d'elle-même, spontanément, comme par habitude; comme l'hallucination, l'idée fixe devient bientôt le point de départ de toutes les opérations intellectuelles et l'influence motivant toutes les actions de l'aliéné.

Il est aisé de concevoir que l'attention, capable, dans certains cas, d'amener l'intelligence à la perception de l'idée sensation, peut ne pas amener l'esprit jusqu'à ce point de créer à l'objet que l'idée représente une extériorité objective, analogue à celle d'un objet déterminant une idée en nous, par voie de perception après transmission sensoriale; sans le voir toujours par hallucination, l'individu peut penser sans cesse à un objet, à un homme qu'il a vu, qu'il désire ou qu'il redoute de le voir du reste; l'idée toujours présente à son esprit de cet objet, de cette personne, sera une idée fixe. D'ailleurs, au lieu d'une idée imaginative, au lieu de l'idée d'un objet perceptible par l'intermédiaire de la sensibilité, et capable de revêtir une forme que l'hallucination simplement rappelle; si la tension intellectuelle s'adresse à une idée abstraite, à une idée de pure raison, à une idée dont l'objet n'a pas de forme appréciable pour la sensibilité, il n'y aura pas d'hallucination possible, le résultat de la concentration méditative sera la production d'une idée fixe, à la contemplation de laquelle l'esprit sera appliqué, de la même manière que dans l'hallucination il s'applique à contempler la forme de l'objet rappelé ; si bien qu'on peut dire de l'idée fixe, qu'elle est, à certain degré, bien entendu, une hallucination dont l'objet est une idée abstraite, de même qu'on peut dire que l'hallucination est une idée fixe dont l'objet est un objet sensible.

Le monomane, dominé par une idée fixe qu'il caresse, ne voit qu'elle, n'agit qu'en vertu de son influence, ne songe qu'à sa réalisation, à laquelle concourt chacune de ses actions; si l'idée qui le domine l'obsède, le poursuit, le pousse à agir d'une façon que sa conscience réprouve; son influence se traduira par une série d'opérations intellectuelles dans le but de l'écarter, d'actions contraires à celles qu'elle pousse à commettre, mais dans lesquelles est visible l'influence de l'idée dominante, par l'opposition même exagérée que la volonté, dans sa résistance, imprime aux actes de l'individu, jusqu'à ce que bientôt, par fatigue, il en vienne à céder à la pression de cette idée obsédante.

Il est inutile de nous attacher à démontrer que chacun, même le plus raisonnable, a son idée fixe, son *dada*, dit Sterne, sur lequel il est toujours prêt à monter; et il est évident que l'idée fixe est, au même titre que toute idée, et ne peut être que le fait de notre intelligence, un phénomène intellectuel.

III. Des conceptions délirantes.

Dans une de ses leçons cliniques du mois de jun 1856, M. Baillarger définissait la conception délirante : «une idée fausse, extravagante, ridicule ou absurde, d'une exécution impossible ou imaginaire.» Et comme exemple, il citait un malade de Bicêtre qui passait ses journées dans une position singulière : constamment debout, à la même place, la main gauche appuyée sur la hanche, la main droite étendue en avant et en bas; devenu convalescent, il expliqua qu'il s'était cru transformé en théière, son bras gauche était l'anse et son bras droit le bec de la théière. A cet exemple, s'appliquent certes tous les mots employés dans la définition de M. Baillarger; mais il peut arriver que l'idée fixe qui devient le mobile de toutes les actions, soit une idée fausse, mais non absurde, c'est-à-dire incompatible avec la raison : ainsi la conception délirante de cet aliéné, convaincu qu'il était l'enfant naturel de Napoléon Ier, était fausse sans doute, puisque rien ne démontrait que le fait fût exact; mais, l'individu étant venu au monde à certaine époque, l'esprit concevant que le fait aurait pu être vrai, cette conception ne méritait nullement la qualification d'absurde. Était vraiment absurde la conception délirante d'un monomane excessivement intelligent du reste pour tout ce qui concernait la menuiserie, dont il était même, presque sans contrôle, chargé à l'hospice des aliénés de Nantes, et qui, du moment où son interlocuteur le plaçait sur son terrain favori, eût été de force à parler, pendant plusieurs heures, de ses liens de parenté avec le triangle, le quadrilatère, et presque toutes les figures de la géométrie.

Son nom l'indique, la conception délirante est un fait non de la volonté, mais de l'intelligence; c'est un jugement vicieux, faux, édifié avec les matériaux à l'individu fournis par son imagination, c'est une erreur à cause, le répéterons-nous, de ceci surtout que l'intelligence croit être dans le vrai. Avec un peu d'exercice, il n'est aucun homme qui ne fût capable d'assembler presque indéfiniment des idées incompatibles; et même aurait-on peut-être raison d'avancer que c'est exclusivement à l'habitude, contractée à cause de l'influence du milieu dans lequel se passe notre vie, que nous devons le pouvoir de coordonner, suivant des rapports de certaine espèce, nos idées, à mesure que la mémoire nous les présente, et de les coordonner même, le plus souvent, sans avoir conscience du travail de notre esprit.

L'espèce d'erreur qu'on nomme conception délirante est, dans bon nombre de cas, accompagnée d'un état de la perception un peu analogue à celui que la perception présente dans l'hallucination; ainsi force est bien d'admettre un nouvel élément perçu, une manière d'être particulière attribuable à la sensibilité, chez le malade théière, cité par M. Baillarger, et aussi chez ce monomane qui, pendant plus d'un mois, nous disait presque chaque matin : « Décidément, mon cher, c'est désolant! Cette nuit j'ai encore grandi de plus de 2 pouces; ce n'est pas que ce soit précisément douloureux, mais c'est désagréable de se sentir allonger comme cela à mon âge! » Il avait près de 40 ans.

Comme l'hallucination, comme l'idée fixe, la conception délirante est le point de départ de tous les raisonnements et de toutes les actions de l'aliéné. L'aliéné dont nous parlons, et qui était d'une stature très-ordinaire, même petite, courbait la tête pour passer sous les portes les plus élevées, et nous faisait, avec le plus imperturbable aplomb, observer qu'il avait failli se briser le crâne en omettant par mégarde cette précaution; continuellement il priait le domestique de le toiser au chambranle de sa porte, et il passait ses journées à tirer son pantalon par en bas, prétendant qu'il était disgracieux d'être si courtement vêtu. Toutes ses actions sans doute se rapportaient à son erreur, mais toutes ses actions n'étaient que l'expression des conséquences logiques de ses raisonnements.

IV. Des impulsions insolites.

Ce sont des tendances, des propensions, psychologiquement analogues à ce qu'on nomme le désir, et qui portent l'individu à commettre tel ou tel acte mauvais, désordonné, incompatible avec la raison, sans que rien du reste justifie l'exécution que la difficulté plus ou moins pénible de résister à la force qui pousse l'homme à agir, sans qu'autre chose reste, l'action commise, qu'une espèce de satisfaction analogue au plaisir qui suit la satisfaction du désir, ainsi que celle du besoin. Tel est porté à mettre le feu, tel se sent entraîné à voler; celui-ci cherche à détruire tout ce qui lui tombe sous la main, celui-là cherche à mordre tous ceux qui l'approchent. Insolite ou non, l'impulsion, mobile qui nous sollicite avant l'action, n'étant ni un phénomène de la sensibilité ni un phénomène intellectuel, est un fait d'activité spontanée, c'est un véritable désir.

Tous les hommes, même les plus raisonnables, ont parfois des désirs qui ne sont pas marqués du cachet de la raison, et, le désir étant un fait nécessaire, il est aisé de concevoir comment il en est ainsi. Mais ce qui le distingue de l'aliéné, c'est que l'homme raisonnable, quand il est poussé, sollicité à agir par un désir illicite ou de satisfaction non compatible avec sa dignité, fait intervenir, dans la délibération intellectuelle qui précède l'action, des considérants à mettre dans la balance, lesquels pourtant ne réussissent pas toujours à entraîner la délibération dans le sens le meilleur.

Disons ici en deux mots comment nous concevons que ces deux espèces de phénomènes spontanés, nécessaires, une conception délirante, une réminiscence absurde, et un désir ou une impulsion insolite, qui peuvent, même pour l'intelligence la plus froidement raisonnable, surgir tout à coup, spontanément, sont, à cause de la seule habitude, écartés immédiatement, sans que leur influence ait été le moins du monde considérée dans la délibération, sans que même souvent nous en ayons eu conscience. Nous ne pouvons jamais agir sans avoir été sollicités par une cause déterminante au moins ; dans l'acte volontaire, c'est l'intelligence qui a jugé suffisante l'une des causes sollicitantes et en a fait le motif de l'action. Les jugements de l'intelligence, qui constituent la délibération, sont tous édifiés d'une part avec les idées venues de l'éducation, conservées et représentées au moment par la mémoire, et d'autre part avec les idées nées au moment et venues de l'espèce des circonstances au milieu desquelles se trouve l'individu, de l'espèce de ses sensations, de ses besoins et de ses désirs actuels. Or, suivant que les idées rappelées par la mémoire et fournies par l'éducation, ou que les idées nées au moment de tout ce qui existe actuellement dans l'individu ou au dehors, auront le plus d'influence dans l'opération intellectuelle, l'espèce de l'action variera ; ce qui revient à dire qu'elle sera modifiée d'autant plus que grandira l'influence de l'éducation, de l'expérience. Une idée étrange, folle, surgit dans l'intelligence d'un enfant ; immédiatement il l'énonce, même sachant très-bien qu'elle est absurde. L'homme en l'esprit de qui la même idée a pu naître l'écarte immédiatement, par habitude ; que si, par exception même, il en a conscience, un sourire effleurera simplement ses lèvres, mais pas un instant il ne délibérera pour savoir s'il doit énoncer une absurdité incompatible avec sa raison. Un désir bizarre vient à l'enfant, immédiatement il cherche à le satisfaire ; que le même désir, né spontanément, vienne à solliciter l'homme qui, pour quelques raisons, tient à faire respecter le sérieux de son caractère, il ne songera pas à le satisfaire, parce que l'éducation, c'est-à-dire l'habitude contractée à cause de l'expérience acquise en vivant au milieu de ses semblables, lui rappelle combien peu suffit pour enlever à un homme tout le prestige qu'il peut avoir. Mais, si l'intelligence écarte le plus souvent de la délibération l'influence des idées folles, des désirs mauvais, il est certain que les mobiles de cette espèce sollicitent, aussi bien que les enfants, aussi bien que les aliénés, les hommes les plus sérieux, chez lesquels seulement la raison conserve le plus souvent son empire.

Avant de continuer ce que nous avons à dire encore de l'impulsion insolite, nous citerons ici un passage du remarquable écrit de M. Elias Regnault, sur le degré de compétence du médecin dans les questions judiciaires relatives aux aliénations mentales (Paris, 1828). Méconnaissant à tort l'existence réelle de la monomanie, cet auteur, après avoir établi que la conséquence forcée de la monomanie adoptée en principe serait l'impossibilité de trouver un seul coupable, tous ayant toujours été dominés par quelque penchant, ajoute : « Devant la loi, il ne doit point y avoir de volonté ; les goûts doivent s'anéantir, les désirs s'éteindre, et les passions se taire. Mais, pour triompher de ces goûts, de ces désirs, de ces passions, il faut une volonté plus forte que celle qui nous y entraîne : de là le tort des médecins de faire de la volonté une faculté simple, et l'erreur de M. Esquirol lorsqu'il attribue la monomanie homicide à une lésion de la volonté, car ce n'est que la volonté de tuer qui l'emporte sur celle d'obéir aux lois. Or, dans toute espèce de crime, c'est la volonté de faire le mal qui triomphe de celle de s'en abstenir. Mais l'intérêt, direz-vous, a dirigé le crime, tandis que le monomane devient homicide sans but d'utilité; c'est une idée qui le domine, un goût qui le maîtrise, un désir qui l'entraîne. L'intérêt pécuniaire serait-il donc le premier ou le seul intérêt? Dès qu'on a un désir, on a une idée de jouissance; c'est donc à la jouissance que l'intérêt se rapporte. Celui qui tue pour avoir de l'argent le fait pour satisfaire des besoins ou des passions, l'argent est le moyen de ses jouissances; celui qui tue pour le plaisir de tuer se satisfait immédiatement, la jouissance est directe.» M. Elias Regnault entend parler ici de la monomanie homicide déterminée par l'existence d'une impulsion insolite, et non de celle qui serait le fait d'un halluciné poussé au meurtre par la pression d'une puissance surnaturelle à l'existence de laquelle il croit fermement, ce dernier cas le plaçant dans la position prévue explicitement par la seconde partie de l'art. 64 du Code pénal.

Nous ne réfuterons M. Elias Regnault qu'au paragraphe où, traitant de la monomanie, il nous faudra démontrer qu'elle existe; nous citons ici ce passage de son livre, parce que la vérité de ce qu'il avance ressort de ce que nous avons dit précédemment : «Oui! l'homme raisonnable a des désirs aussi bien que l'aliéné. Oui! dans le temps où il cherche à satisfaire ses désirs, l'aliéné, comme l'homme raisonnable, pourrait ne pas chercher à les satisfaire.» Si la monomanie doit s'entendre un état dans lequel les actions s'exécutent en dehors de l'influence libre de la volonté, certes M. Elias Regnault a raison de dire que la monomanie n'existe pas. Si la monomanie est un état dans lequel les actions ne s'exécutent que sous l'influence sollicitante d'une impulsion, d'un désir, nous sommes évidemment tous monomanes. L'homme raisonnable et l'aliéné ayant, l'un comme l'autre, des désirs, agissant l'un comme l'autre dans le but de les satisfaire, nous examinerons, au paragraphe de la *monomanie*, s'il n'existe pas dans l'espèce du désir un caractère qui nous autorise à les distinguer pourtant l'un de l'autre.

Étant connue l'espèce d'influence que le désir exerce dans l'action de l'homme raisonnable, voyons ici quelle influence l'impulsion ou désir insolite exerce dans la délibération, et par suite dans l'action de l'aliéné.

De même que, à mesure qu'il grandit en expérience, l'enfant, sentant croître sa dignité, fait de plus en plus souvent intervenir sa raison avant d'agir, et par suite cesse peu à peu de se laisser entraîner aveuglément par ses désirs; de même l'aliéné au contraire, à mesure qu'il devient plus digne de ce nom, voit son intelligence peu à peu céder la place aux désirs, et l'habitude, chez lui marchant dans un sens tout opposé à celui que suit l'enfant, créer, de jour en jour, une suprématie d'influence aux impulsions aveugles, aux conceptions folles, aux désirs désordonnés, qu'elle réussissait à écarter d'abord, et contre lesquels bientôt l'intelligence deviendra sans pouvoir, exactement de la même façon qu'elle perd son empire, à mesure que chez chacun s'invétère l'habitude vicieuse, à mesure que le fait intelligent et volontaire tend davantage à devenir simplement nécessaire et instinctif.

Deux cas peuvent se présenter pour l'aliéné soumis à une impulsion insolite et agissant suivant cette impulsion : ou bien il n'agit dans le sens où elle le pousse, qu'après voir délibéré; ou bien il se laisse entraîner aveuglément, sans réfléchir, sans que l'intelligence intervienne. Dans le premier cas, l'intervention préalable de l'intelligence fait de l'action une action volontaire; seulement l'individu, qui, les premières fois, comme tous les hommes, réussissait à écarter l'influence de ce désir qui le pousse à une action indigne de lui, a vu peu à peu, par suite vraisemblablement d'une modification cérébrale, organique, sa raison perdre un empire que tous nous lui laissons perdre quelquefois; malgré qu'il sente toute la gravité de son action, il ne trouve déjà plus en son esprit que des motifs insuffisants à faire pencher la balance, l'impulsion est devenue la plus forte; la conscience reproche le mal, mais l'habitude vicieuse, qui bientôt sera le fatal mobile, est déjà de beaucoup le plus énergique de tous les sollicitants. Dans le second cas, chez l'aliéné qui suit son impulsion sans penser avant d'agir, sans avoir réfléchi, sans avoir délibéré, sans songer seulement aux conséquences éventuelles de l'action, il n'y a guère qu'un degré de différence : chez celui-là l'habitude tendait à s'établir, chez celui-ci l'habitude est acquise; le fait volontaire tendait à devenir spontané, maintenant ce n'est plus qu'un fait instinctif, nécessaire. Évidemment l'impulsion insolite, dont l'influence a fait ainsi de l'action un fait d'habitude, par suite nécessaire, enlève complétement à l'exécution le caractère de liberté qui n'appartient qu'à l'acte volontaire; mais faut-il en conclure que ce soit une lésion de la volonté? Non, car tous les hommes agissent le plus souvent par habitude, et, quand l'action est mauvaise, quoique que la volonté ne soit pas intervenue, ils sont responsables de n'avoir pas fait intervenir leur volonté, sous l'influence de laquelle l'action eût eu un autre caractère; ils sont responsables d'avoir laissé devenir instinctive, nécessaire, une espèce de leurs actions, que l'intelligence pouvait et devait se conserver la puissance de toujours régir et diriger.

L'impulsion insolite, pour résumer, est un désir absurde qui, chez l'aliéné, en vint progressivement, d'abord à s'imposer dans les délibérations intellectuelles, puis à se substituer à tous les autres sollicitants desquels juge l'intelligence; jusqu'à ce qu'enfin il transformât en instinctives la plupart des actions qui sont et doivent être chez tous des actions réfléchies et volontaires. L'incontestable influence d'une impulsion insolite implique nécessairement que la quantité relative des actes volontaires de l'individu est diminuée, mais non que soit aboli le pouvoir en lui de penser avant d'agir, de faire, ne fût-ce qu'une fois sur mille ou cent mille actions, acte de volonté. Souvent l'homme agit par instinct ou par habitude, nécessairement; quelquefois il veut, il agit librement; que le nombre proportionnel des actions nécessaires croisse indéfiniment, faudra-t-il conclure autre chose sinon que le nombre proportionnel de ses actes volontaires diminue d'autant, sans qu'évidemment l'esprit puisse déduire qu'il n'existe plus pour lui d'actes libres possibles? La volonté existe par cela seul qu'il serait possible que l'individu voulût, même alors qu'il ne fait pas acte du pouvoir qui lui appartient.

L'impulsion insolite n'est pas une lésion de la volonté, parce que, à moins de concevoir la liberté dans le sens absolu du mot, ce qui d'abord n'est pas concevable, l'existence du désir n'implique nullement la perte de la liberté volontaire, car, à ce prix, ce qui se dirait du désir, se devant entendre de toutes les autres espèces de nos sollicitants, aucun homme ne serait libre. L'impulsion insolite n'est pas une lésion de la volonté, parce que la monomanie existe réellement, et son existence serait impossible à admettre si l'impulsion était une lésion volontaire : ou il n'y aurait pas de monomanie, ou il faudrait admettre que nous le sommes tous, ayant tous des désirs, des impulsions sollicitantes.

V. De la dissociation des idées.

On entend par là un symptôme assez fréquent à la suite des hémorrhagies cérébrales. Il ne faut pas prendre à la lettre cette dénomination : quand on dit des idées qu'elles s'associent, on entend par là que l'idée qui vient de naître a été, comme effet, déterminée par l'une quelconque des idées qui l'ont précédée ; dans le cas du moins où ce ne fut pas un phénomène sensible qui fut la cause déterminante nécessaire de son apparition. Et nul ne peut prétendre autre chose, si ce n'est qu'il ne s'élève pas à la conception du rapport unissant l'idée présente d'un délirant à l'idée précédente ; parce que l'idée, le redirons-nous, est un phénomène, un effet, dont l'existence ne peut être conçue, sinon déterminée par un autre phénomène, qu'on le connaisse du reste ou qu'on ne le connaisse pas. Nous reviendrons sur ce point à propos du délire.

Ce qu'on entend par dissociation des idées est un état spécial à quelques aliénés : ils ne peuvent plus énoncer leurs idées ; ils semblent ne plus avoir la connaissance du rapport de convention qui unit le mot à la pensée qu'il exprime. Ainsi le malade dont parlait M. Baillarger, dans sa leçon clinique sur la classification des maladies mentales (1855), qui ne pouvait guère dire que ces trois mots : « mes défenses quelconques. » Venait-il de voir son fils, il disait : « Je viens de voir mes défenses quelconques ; » pour demander son habit, c'était : « Donnez-moi mes défenses quelconques, » etc. M. Baillarger le faisait remarquer : les malades atteints de cette forme symptomatique semblent pourtant avoir une idée ; du moins le plus souvent, à l'expression de leur physionomie, peut-on juger qu'il en soit ainsi ; seulement, ainsi que le disait M. le professeur de la Salpêtrière, les mots ne servent pas à l'idée, au contraire.

Évidemment la dissociation des idées est une lésion de l'intelligence, de la faculté de concevoir, et non de la volonté. Les faits d'activité de l'individu se ressentiront bien toujours de la difficulté qu'il rencontrera dans ses rapports avec ses semblables, toutes les fois qu'il voudra se faire comprendre. Ainsi il ne se doutera pas de l'insuffisance d'expression de son langage, et c'est à son interlocuteur, à celui à qui il s'adresse, qu'il donnera tort, trop indulgent encore s'il ne hausse pas les épaules, de l'air de lui dire : « Tu n'es qu'un crétin, incapable de concevoir les choses les plus simples. »

Ce phénomène étrange de la dissociation des idées, qui serait bien mieux nommé *incohérence de la pensée et de l'expression*, tient-il à la perte de la faculté de se souvenir ? tient-il à un état du jugement qui aurait complétement perdu la connaissance du rapport qui unit dans le langage, conventionnellement (l'expression faciale, le langage naturel restant), le signe à la pensée ? ou bien dépend-il de ces deux éléments réunis? Peu importe. Le point essentiel est que c'est incontestablement un fait de l'intelligence, que rien encore ne démontre inhérent à la faculté essentielle de penser, de réfléchir, mais simplement à la faculté d'être en relation de pensée avec ses semblables. Et que même, s'il est incontestable que le langage sert énormément à la pensée, dans la méditation, rien ne prouve que la méditation ne soit aussi bien possible pour l'individu, maintenant qu'il ne peut exprimer sa pensée, que dans le temps où, parce qu'il se servait d'un langage composé d'un nombre indéfini de signes conventionnels, nous jugions qu'il était capable de méditer parfaitement à l'aide de ces mêmes signes servant à fixer sa pensée.

VI. De la dépression et de l'excitation de l'intelligence.

« La dépression se manifeste par la lenteur, l'embarras des idées. Le malade a de la peine à formuler un jugement, à rappeler ses souvenirs, se complaît dans l'inertie ou ne s'agite que pour résister au mouvement qu'on veut lui donner. D'autre part, la circulation se ralentit, les extrémités se refroidissent, les sécrétions diminuent, l'appétit se perd, une constipation opiniâtre s'établit. Nous pourrions arriver jusqu'à la mort par défaut d'activité.

« L'excitation offre les caractères opposés à ceux de la dépression. Ici, en effet, les idées, au lieu d'être lentes, se produisent avec une rapidité extrême; ainsi tel se met à écrire qui ne s'en croyait pas capable, tel entreprend une composition à laquelle il n'eût jamais songé dans sa condition normale. L'excitation retentit également sur l'organisme; il y a un surcroît de forces, d'activité musculaire; les fonctions de nutrition participent, de leur côté, à cette augmentation d'énergie morbide. » (Baillarger, *loc. cit.*)

Nous nous bornons à citer ici les paroles parfaitement vraies de M. Baillarger; les quelques mots dont il se sert peignent toute la différence des deux états si opposés qui alternent pour chacun de nous ; il est inutile de rappeler en quelles dispositions si contraires notre pouvoir pensant, et par suite notre faculté activité, se trouvent jetés, durant le cours d'une digestion pénible, ou bien après l'ingestion modérée de quelque excitant alcoolique, souvent d'une simple infusion de café. Nous reviendrons sur l'état de dépression intellectuelle, à propos de la démence, dont elle pourrait être considérée comme le premier degré, de même que de l'état d'excitation on pourrait dire qu'il est comme le degré de transition de l'état normal à l'état de délire.

VII. Du délire.

Le délire est un symptôme des plus importants, qui apparaît dans un grand nombre de maladies, en particulier dans les inflammations du cerveau et surtout de ses portions périphériques, dans les maladies inflammatoires aiguës, dans les fièvres continues graves, etc. Nous n'avons pas l'intention prétentieuse de faire du délire une étude complète ; nous ne l'envisagerons qu'au point de vue restreint qui importe à notre sujet. Après avoir dit comment le délire nous semble devoir être distingué de la manie, nous exposerons en quelques lignes les principaux phénomènes dont l'ensemble constitue l'état dit de délire ; nous examinerons, de ces phénomènes, ceux imputables à l'intelligence et ceux imputables à l'activité, puis nous essayerons de donner de cette forme symptomatique si importante, qui se retrouve au fond de toutes les maladies mentales, une définition aussi philosophique que possible; et, considérant l'influence sur cet état morbide de l'hallucination et de l'idée fixe, nous examinerons enfin si le délire n'est pas, pour employer les termes reçus, une lésion de l'intelligence, plutôt qu'une lésion de la volonté.

Dans le mémoire dont nous avons déjà parlé, M. Moreau s'exprime ainsi : « L'habitude distingue dans le langage le délire et la folie ; mais la raison doit les confondre, parce qu'il n'y a nulle différence entre ces deux états, ou plutôt ces deux états n'en font qu'un, sous des noms différents. » Bien qu'elle puisse paraître exagérée, tous les hommes compétents se rangèrent à l'opinion de M. Moreau ; non évidemment pour soutenir que les deux états, par habitude nommés folie et délire, ne soient pas à distinguer, mais pour défendre ce principe : que le délire et la folie sont, dans leur nature intime, dans leur essence, s'il est permis d'ainsi parler, constitués par la même lésion, fonctionnellement tous les deux par un désordre dans les facultés intellectuelles, et aussi tous les deux organiquement par une lésion du cerveau. Nous pourrions en appeler à tous les discours prononcés par MM. Baillarger, Londe, Piorry, etc.; nous nous en tiendrons à quelques paroles de M. Ferrus, qui expriment tout ce que nous voulons dire : « Faire entrer définitivement le mot délire dans le vocabulaire de l'aliénation mentale, c'était caractériser un grand fait et consacrer un grand principe ; car, en se servant de cette même expression pour le délire des maladies ordinaires comme pour le délire maniaque, tout en les distinguant l'un de l'autre par les épithètes de délire aigu ou chronique, de délire fébrile ou apyrétique, on arrivait à établir un rapprochement de nature et de siége, qui donnait à l'aliénation le caractère pathologique qu'il est impossible de lui refuser ; tandis que la folie, au contraire, sous-entendait une maladie sans matière, une pure affection de l'esprit. »

En outre, si le seul caractère sur lequel puisse reposer la distinction du délire et de la folie est constitué par l'absence complète de lésion organique chez l'aliéné, ces deux états, pour ceux qui considèrent que l'aliénation est et ne peut être qu'une maladie d'organe, comme toutes les autres maladies, doivent au fond être de nature identique ; et, pour être logiques, les partisans de l'opinion contraire devraient immédiatement, surtout après nécropsie, faire rentrer dans l'aliénation tous les cas de délire sans lésion apparente du cerveau, sous peine d'être exposés à se perdre dans la distinction de ce qu'ils appellent tantôt délire sympathique et tantôt aliénation.

Évidemment le délire de la méningite est à distinguer du délire maniaque sans accidents inflammatoires ou congestifs, de même que le délire alcoolique est, dans son espèce, à distinguer du délire produit par l'inhalation du chloroforme; mais l'esprit doit concevoir qu'au fond tous les délires ont même nature et même siége, car la manie doit être constituée par quelque chose d'analogue, s'il est vrai que le délire de la méningite tienne à une modification organique, et s'il est vrai que l'ivresse, ou plutôt les actes qui la constituent, dépendent d'une modification quelconque, temporaire, mais organique, du cerveau, modification déterminée par le contact de l'alcool. Nous n'avons pas à nous occuper des différentes espèces de formes du délire, quel qu'il soit, quelle que soit la cause à laquelle il est dû, quelle que soit la modification organique, connue ou non, qui existe; examinons quel est l'ensemble des modifications fonctionnelles constituant l'état de délire.

Les paroles du délirant sont des phrases décousues, sans suite, qui, le plus souvent, nous semblent aussi incohérentes que ses actions proprement dites mal coordonnées. Toujours il est plus ou moins étranger à tout ce qui l'entoure; il ne reconnaît les personnes que lorsque, quelquefois à grand'peine, on parvient à fixer son attention. A ses paroles saccadées, sèches, on peut juger fréquemment qu'il est acteur dans une scène passionnée, et qu'il répond vertement à un interlocuteur, après l'avoir écouté avec tous les gestes de l'impatience. Le plus souvent, l'homme qui délire est dominé par une idée fixe, absurde, à laquelle il revient sans cesse; incapable de se soutenir, il voudra se lever, vaquer à ses affaires, ou bien, par une température glaciale, il s'obstinera à vouloir prendre un bain froid. Le délire offrira presque autant de formes diverses qu'il se rencontrera chez de différents individus: tel, d'un caractère paisible, d'un sang très-calme, ne parle que de soufflets, d'insultes, de duels; tel autre, d'une timidité exagérée, parle avec emphase et veut dire leurs vérités à des gens dont la seule présence le fait trembler d'ordinaire. Celui-ci aborde des questions dont on n'avait jamais soupçonné qu'il pût s'occuper l'esprit; celui-là, insouciant d'ordinaire, verse maintenant des larmes, en rappelant tout le temps qu'il a perdu.

Cette malheureuse tremble pour son fils, et lutte contre des meurtriers qui le frappent; l'un fait tranquillement, à l'estaminet, sa partie de carte; l'autre, suspendu au-dessus d'un précipice, muet et glacé d'effroi, se cramponne à son oreiller, etc. etc. Le délirant parle le plus souvent avec une véhémence, une passion, en rapport avec l'idée fixe qui le domine, et avec l'état fébrile qu'accompagne le délire dit symptomatique, et avec l'état d'excitation cérébrale, avec l'état d'excitation générale de la manie.

L'homme atteint de délire agit tout autrement qu'il nous semble que nous, et tous les hommes, et lui-même, en dehors de l'influence de cet état spécial, agirions sous l'empire des circonstances présentes, et sa manière actuelle d'agir (discours et actions), conséquence ordinaire de l'exercice de l'intelligence, nous autorise à établir que son intelligence, avant l'action, a jugé, tout autrement qu'elle eût fait dans l'état moral, des données à elle fournies par les sens, et venues du monde extérieur, des circonstances en dehors de nous, lesquelles sont toujours causes déterminantes nécessaires et essentielles de nos actions. Aussi bien l'espèce des actions du délirant pourra, souvent encore, nous autoriser à dire qu'il a jugé mal des données déterminantes venues par sa sensibilité interne. L'action n'étant que l'expression de la détermination prise, et la détermination n'étant que la conséquence de la délibération, la perversion des phénomènes de l'activité peut très-bien être considérée, dans l'état de délire, conséquence d'une nouvelle manière d'être de l'intelligence. Mais, de même qu'on n'agit d'ordinaire qu'après avoir pensé, on ne pense jamais qu'après avoir senti; or l'espèce de l'action pourrait dépendre d'un état spécial des appareils des sens: ainsi un aveugle heurtera un corps qu'il eût évité, s'il avait pu le voir; évidemment la modification dans l'espèce de nos actes réfléchis, qui est conséquence de l'ignorance dans laquelle nous laisse l'état insuffisant ou modifié de nos organes des sens, ne pouvant, pas plus que celle conséquence d'une erreur dans l'appréciation des matériaux qu'ils soumettent à notre jugement, être considérée comme constituant une sorte de délire, le délire consiste toujours en une modification dans notre manière d'agir, conséquence exclusive d'une manière d'être modifiée de notre intelligence, de notre faculté de connaître, de penser.

Chez le délirant, donc il y a désordre dans les actions, à cause de ceci seulement, qu'il y a désordre préalable, *sine qua non*, dans les actes de l'intelligence, que ce désordre soit d'ailleurs seule cause première, ou qu'une modification fonctionnelle quelconque des appareils des sens l'accompagne, telle la surdité, l'amaurose, etc. Le délirant agit tout autrement que l'homme raisonnable, parce qu'il juge tout autrement. La lésion de la volonté, pour employer les termes usités, n'est que la conséquence de la lésion de l'entendement, si bien que même on pourrait dire qu'il n'y a pas lésion de la volonté, la manière d'agir étant, chez le délirant, la conséquence logiquement manifestée de sa manière de penser. Si nous réussissons à démontrer cette dernière proposition, nous aurons tout droit de conclure que le délire est une lésion non de la volonté, mais de l'intelligence.

D'où vient que les actions du délirant sont incohérentes, que ses idées énoncées paraissent, la plupart du temps, sans suite, sans enchaînement logique?

Le délire est comparable à l'état de rêve : telle est, avons-nous dit en parlant de l'hallucination, l'opinion de M. Leuret; telle est l'opinion de M. Moreau (de Tours), opinion adoptée par tous les hommes compétents ; et au fond de tout délire, se trouvent des hallucinations dont l'existence suffit à rendre compte de tous les phénomènes de cet état; si le délire roule sur un ordre d'idées abstraites, c'est une idée fixe proprement dite, conception délirante ou non d'ailleurs, qui constituera le point de départ de toutes les actions, de toutes les paroles. Il est inutile de dire que pourra, dans l'état de délire, se faire sentir l'influence d'impulsions, de désirs insolites.

Les paroles prononcées par le délirant sont presque toujours des phrases courtes ou tronquées, sans suite apparente il est vrai le plus souvent; mais des phrases dans lesquelles les mots se suivent de telle façon, que force est bien de convenir que les quelques idées qu'ils représentent sont assez logiquement enchaînées. Cette rationnelle association des idées n'a pas, nous en convenons, une grande importance, elle peut être le fait de l'habitude; nous constatons seulement qu'elle existe. Les phrases ne paraissent plus aussi logiquement enchaînées dans le discours que les mots dans la phrase, et c'est de cette apparente dissociation rationnelle que part le raisonnement, qui conclut que les séries d'idées s'enchaînent en dehors de l'influence volontaire; car il faudrait bien admettre autre chose que l'habitude, autre chose qu'une heureuse coïncidence, pour expliquer comment l'individu, dans son délire, réussit à enchaîner des propositions logiques dans un discours suivi, que nous ne pourrions concevoir, de la part d'un homme doué de toute sa raison, que comme l'expression conséquente de l'exercice de sa volonté, concentrée souvent à un point extrême dans l'attention.

Dans les opérations intellectuelles du délirant, exprimées par ses discours et aussi par ses actes, opérations intellectuelles dont est faux le point de départ, hallucination, idée fixe; les idées sont, croyons-nous, enchaînées logiquement, aussi bien dans la série des propositions que dans la série des mots; du moins répugnerait-il à l'esprit d'admettre qu'il en fût autrement. Si vraiment, soit entre elles, soit avec les données de la sensibilité, les idées ne sont plus associées suivant les règles dont nous avons parlé, il faut admettre, comme démenti par les phénomènes de l'état de délire, ce principe : il ne peut être conçu d'effet existant, sans une cause qui l'ait déterminé. Aussi nous croyons qu'au lieu de fouler aux pieds un principe, à juste titre, considéré comme absolu, il faut essayer de rendre la théorie du délire compatible avec la raison.

Si les discours du délirant, composés pourtant de mots représentant des idées associées, paraissent sans suite, l'esprit conçoit qu'il en doive être ainsi, que l'apparence nous trompe, pour plusieurs raisons. Ainsi : que l'hallucination ou l'idée fixe soit de sa nature inconnue des personnes qui gardent le malade, elles vous diront ne savoir pas de quoi il parle, avec qui ni à propos de quoi il se dispute. Qu'un délirant, par exemple, jouet d'hallucinations, se croie, comme il pourrait dans un rêve arriver à chacun de nous, au milieu de sauvages ; son imagination vagabondant le fera assister à des scènes bizarres, brodées sur ses souvenirs de lectures de voyages, et l'impression éprouvée chaque fois qu'une nouvelle scène succédera aux précédentes se traduira par gestes et par phrases sans suite, coupées, et dont l'expression changera avec plus ou moins de rapidité, suivant l'ordre et la rapidité de succession des divers tableaux naissant à la suite les uns des autres dans l'esprit. Ainsi, effrayé, répétera-t-il plusieurs fois : « Vont-ils me manger ? » Puis, au bout d'un instant, il se tordra dans un fou rire, en s'écriant : « Mon faux col ! c'est trop drôle !... » si l'un de ces sauvages lui témoigne le désir de se vêtir le cou à l'anglaise ; bientôt, s'il rêve qu'une Vénus hottentote le convie au bonheur, un geste significativement ironique accompagnera cette exclamation : « Dieu ! qu'elle est laide !... » et au moment où il sera invité à boire avec les notables de l'endroit : « Ah ! mais non, dira-t-il, c'est de l'encre ! je vous remercie..., » etc. Certes ces phrases saccadées, interrompues, semblent l'expression d'idées bien dissociées, bien illogiquement enchaînées ; et pourtant l'esprit conçoit comment elles peuvent et doivent se succéder, suivant des rapports rationnellement convenables, sinon exclusivement entre elles, du moins entre elles et des perceptions véritables, hallucinations, idées-sensations. La dissociation apparente des idées sera bien plus frappante encore, si le délirant voyage, par la pensée, d'un endroit dans un autre, si son imagination le transporte, des coulisses de l'Opéra, sur un champ de bataille, puis dans un cachot, puis dans un palais féerique, puis sur un navire naufragé, et s'il manifeste ses impressions par simples formes exclamatives. Même chez un délirant, emporté moins loin par son imagination, les idées paraîtront dissociées dans le cas où, se livrant à un monologue sur une suite d'idées abstraites ou non, une partie seulement de chaque phrase est dite à voix haute, tandis que l'autre s'achève dans la pensée et est traduite par un simple mouvement des lèvres; dans le cas où, répondant brusquement, dans un dialogue coupé, on ne saisirait qu'une partie ou même la totalité de ses réponses, qui tirent tout leur sens des paroles de l'interlocuteur, que l'halluciné entend dans son esprit.

Ce que nous disons des discours se doit également entendre des actions proprement dites du délirant; ses actes paraissent, et de fait sont irrationnels, mal coordonnés, et il n'en peut être autrement, puisqu'ils sont les expressions conséquentes de ses déterminations, lesquelles elles-mêmes ne sont que les conclusions d'opérations intellectuelles erronées, et se succédant dans un ordre d'opposition contradictoire, parce que le point de départ est faux et varie à chaque instant (hallucination, vision). Que s'il est incontestable que l'homme qui délire ne fait pas acte de volonté de la même manière que dans l'état de raison, il est incontestable que la volonté entre pourtant chez lui en jeu, s'exerçant sur des données fausses et variables, au lieu de s'exercer sur des données vraies; à moins toutefois qu'on ne préfère admettre que l'habitude, qui enlève à l'action son caractère de volonté, se puisse invoquer comme cause d'un acte inaccoutumé, souvent même en opposition complète avec les actes ordinaires de la vie; à moins qu'on n'admette, en outre, que la spontanéité, l'instinct puisse suffire à rendre compte de la ténacité, de l'entêtement à tenter l'exécution qu'on trouve dans quelques cas de délire, entêtement qui ne se peut concevoir, chez l'homme raisonnable, que comme conséquence de l'exercice du pouvoir volontaire.

Outre qu'en ses délibérations, en ses raisonnements, ce qui, par suite, a une influence considérable sur l'espèce de ses actions, le délirant part de données fausses, qui sont les éléments chimériques enfantés par l'imagination, il ne perçoit pas, ou plutôt il ne juge pas sur les données vraies, à son intelligence transmissibles du monde extérieur, par les organes des sens; il ne juge pas des conditions actuelles en dehors de lui, et qui devraient être causes déterminantes de ses actions; il est séparé plus ou moins complétement du monde extérieur, et souvent même le moi semble isolé, étranger, séparé de l'organisation physique, du corps, du moins semble-t-il à l'espèce d'insensibilité, sous l'influence même des agents qui causent la douleur. Cet isolement de l'individu, au milieu des choses qui l'entourent, peut dépendre de deux causes. Sous l'influence de l'état morbide, l'organe de sensibilité peut être affecté : ainsi un malade sera frappé d'amaurose, de surdité, de paralysie du sentiment d'une partie du corps. Mais, le plus souvent, ce n'est pas l'appareil chargé de transmettre ou d'être affecté par les contacts du monde extérieur qui fait défaut. Il ne suffit pas que nos sens nous apportent des matériaux pour nos jugements; la condition la plus essentielle, c'est que l'intelligence se trouve au moment dans une telle disposition, qu'elle soit apte à percevoir l'impression. Chez le délirant, c'est vraisemblablement cette aptitude qui manque : tout à l'heure, nous allons dire pourquoi c'est là notre opinion. Remarquons ici que cet isolement de l'individu, placé en dehors de l'influence de tout ce qui l'entoure, est bien propre à nous faire concevoir comment ses actes nous paraissent incohérents, opposés à ce qu'ils devraient être. Nous les jugeons tels, parce que nous rapprochons ces actes des circonstances qui auraient dû être les causes déterminantes dont ils seraient les effets, et nous jugeons ainsi, dans le moment où non-seulement les effets ont d'autres causes inaccessibles à notre perception directe, mais encore où est impossible l'action déterminante sur l'individu des causes, desquelles nous estimons qu'elles devraient le faire agir. L'acte n'est pas dans le rapport logique de l'effet à la cause avec ce qui est perceptible pour vous, mais vous n'avez pas le droit d'en conclure qu'il ne soit rationnellement dans ce rapport, avec une autre espèce de cause.

Pourquoi l'intelligence, dans l'état de délire, a-t-elle perdu l'aptitude à recevoir l'impression venue du monde extérieur agissant sur les organes des sens? A la fin de notre première partie, nous avons établi que plus l'état d'attention, c'est-à-dire de concentration intellectuelle, était élevé, moins la sensation avait de chances d'être perçue, de produire une impression, de constituer un élément de connaissance. Chez le délirant, la donnée transmise par le sens n'impressionne l'intelligence qu'à la condition que l'action sur le sens soit aussi forte, aussi continue que possible : et encore ne réussit-on pas toujours, en fixant son attention, à rappeler le malade temporairement à la vie réelle, à lui faire percevoir une impression venue du monde extérieur : c'est que l'homme, dans l'état de délire, est précisément au même point que l'homme dans l'état de tension méditative, et qu'on réussit quelquefois difficilement à rappeler à l'existence; tous les deux sont dans un état analogue, dû à la concentration intellectuelle portée à un haut degré : celui-ci, sur un sujet de raison et vrai; celui-là, sur un sujet d'imagination chimérique et faux.

Mais, dira-t-on, le délirant n'a pas conscience de ses actes. Qui réussira jamais à le prouver? Dans le délire de l'aliénation, dans le délire de la manie ou de la monomanie, si la mémoire conserve assez fidèlement d'ordinaire le souvenir de tous les actes accomplis, pour que l'individu guéri puisse rappeler les moindres détails; si dans sa franchise, et c'est là un des meilleurs signes de guérison, le convalescent s'étonne d'avoir été assez peu raisonnable pour se laisser guider par ses idées, ses impulsions folles, pour avoir cru à ses visions, s'il a conscience enfin actuellement qu'il a été fou, n'est-ce pas une preuve que dans le temps qu'il délirait, il avait conscience, c'est-à-dire connaissance intérieure, connaissance intime, en lui-même, des actes qu'il commettait et des motifs qui le faisaient agir, puisque la différence entre son état actuel et son état morbide consiste en ceci : qu'il avait, étant fou, la conscience de ne pas l'être, et qu'aujourd'hui, qu'il ne l'est plus, il a la conscience de l'avoir été? Tous les jours, il arrive à chacun de condamner les actes commis la veille; mais nul n'est capable d'en agir ainsi avec soi-même, qu'à la condition d'avoir conservé le souvenir des actes commis. Or conçoit-on qu'il fût possible à sa mémoire de conserver le souvenir d'un fait dont l'individu n'aurait pas eu conscience? Dans certaines autres formes de délire, la perte complète du souvenir, la surprise, l'étonnement extrême du convalescent, lorsqu'on lui rappelle ses paroles, ses actions, prouvent-ils autre chose, sinon simplement que la mémoire fait défaut? S'il est incontestable qu'il faut avoir eu conscience d'un fait pour en conserver le souvenir, il est non moins incontestable qu'on peut oublier complétement un fait dont on a parfaitement eu conscience. N'arrive-t-il pas à chacun, alors qu'il se souvient merveilleusement des plus infimes détails de certaines périodes de son existence, d'avoir tout à fait oublié les circonstances frappantes d'époques pour lui beaucoup plus importantes, quoique cependant, généralement, ce principe soit vrai : que la mémoire conserve avec d'autant plus de ténacité le souvenir d'un fait, que ce fait a plus profondément impressionné, c'est-à-dire que la perception par notre sens intérieur, la conscience, a été plus vivement frappée?

Toutefois il est une forme de délire de laquelle nous dirons un mot, car, au premier abord, elle semble la réfutation du système que nous essayons de défendre. Certains délirants, sous l'influence ordinairement d'une excitation apyrétique ou fébrile portée au degré extrême, présentent une incohérence de paroles, de gestes et d'actions, telle qu'il est réellement impossible de les rattacher à l'influence d'une idée fixe ou d'une hallucination permanentes. Cet état nous semble la forme exagérée du délire; tous les phénomènes d'incohérence, de dissociation rationnelle apparente des idées, sont au dernier degré d'accentuation supposable, comme la fièvre, l'excitation, et enfin tous les symptômes physiologiques accompagnant le délire. Les paroles, les actions, sont bien déterminées par la même espèce d'influence; mais l'idée fixe ou l'hallucination sont remplacées par des séries d'idées passagères, fugaces, ou d'hallucinations différentes, se remplaçant avec une rapidité souvent extraordinaire. Ces délirants parlent successivement de choses qui n'ont entre elles aucun rapport apparent, et leurs volitions s'expriment par des mouvements précipités, par des actes aussi incohérents que possible. Pourtant, à moins de récuser encore ici le principe fondamental qui rattache tout effet à une cause déterminante, *sine qua non*, force est bien d'admettre l'association entre elles des représentations imaginatives, dans le moment du moins où l'idée sensation n'est pas déterminée par l'idée présente, par une idée réminiscence; enfin il faut admettre qu'il y a enchaînement des idées, déterminées par les hallucinations, suivant les mêmes rapports par lesquels les images sont associées, soit entre elles, soit avec les réminiscences, dans l'état de rêverie et dans l'état de rêve. A l'état de délire exceptionnel, dont nous traitons ici, se peut comparer d'ailleurs l'état de rêverie dans lequel, nous l'avons dit, les idées se succèdent avec rapidité souvent, suivant des rapports différant à chaque instant, ce qui fait de l'ensemble des jugements successifs le plus bizarre assemblage. De cet état de délire porté à l'extrême, dans lequel se sucèdent des idées-sensations, au lieu des idées-réminiscences, qui sont simplement associées dans l'état de rêverie, il serait permis de dire peut-être, avec M. Baillarger, que son point de départ est l'exercice involontaire des facultés: l'individu seulement rêve tout haut, il est isolé du monde environnant, son imagination et sa mémoire sont seules en campagne, etc.

Mais cette forme de délire n'est pas la seule, et, de même que les actes de l'individu qui rêve et de celui qui médite se ressemblent beaucoup, et ne sont guère différenciés que par l'accentuation plus ou moins prononcée des mêmes caractères distinguant ces deux états de notre manière d'être commune; de même on conçoit que le délirant puisse être étranger plus ou moins à ses actes, soit parce qu'il rêve, soit parce que son attention est concentrée sur un point, duquel il vous sera impossible de connaître, s'il vous est impossible d'appeler son attention à la perception des phénomènes qui affectent ses sens extérieurs. La seule raison pour laquelle il serait possible de soutenir que certaines formes de délire dépendent d'un état analogue à l'état de rêve ou de rêverie, et non à l'état de méditation, est la succession rapide des objets différents, opposés même, desquels l'esprit doit être occupé, si on en juge du moins d'après les paroles et les actions. Mais cette manière de voir impliquerait qu'il est impossible de porter son attention, dans un temps assez court, sur plusieurs objets successivement, et l'expérience prouve que ce pouvoir nous appartient; pour toute démonstration, nous rappellerons avec quelle fidélité la mémoire d'un enfant conserve le souvenir des plus minutieux détails, de chacun des tableaux qu'on a fait passer sous ses yeux, dans une représentation fantasmagorique; et l'aptitude de certaines personnes à faire à la fois plusieurs choses, écrire par exemple sur un sujet, en suivant une conversation sur une question toute différente.

Nous admettons que le délire est un état de l'individu comparable à l'état d'attention, bien plutôt qu'à l'état de rêverie, parce que, dans l'état d'attention, l'individu est bien plus séparé du monde extérieur que dans celui de rêverie; parce que les actes de l'homme attentif à une chose sont en opposition d'autant plus contradictoire avec les circonstances actuelles que la tension de l'esprit est plus considérable et, absorbant à son bénéfice le pouvoir volontaire, le distrait d'autant plus complétement des actes de la vie réelle, qu'il devrait diriger.

Que si pourtant il répugnait d'admettre cette manière de voir; concédant que la volonté n'exerce son pouvoir nulle part, dans le temps où elle ne l'applique pas à diriger les actes de l'individu, la question reviendrait à celle-ci : le fait que la volonté, dans l'état de délire, ne s'exerce pas, prouve-t-il que le délire soit une lésion de la volonté? Souvent, quand nous agissons, dans l'état dit de raison, nous ne faisons pas acte du pouvoir que nous possédons; nul dans ce cas-là ne songerait à prétendre que nous n'avons plus notre volonté, parce que la volonté est un pouvoir dont l'exercice est intermittent et dont l'existence est incontestable, même dans le moment où il ne s'exerce pas. Si l'esprit conçoit, dans quelque proportion qu'ait crû l'intermittence d'action du pouvoir personnel, un seul moment possible, pendant lequel se pût faire sentir l'influence, dans les actes du délirant, de son pouvoir volontaire (et les tentatives pour attirer son attention sont la preuve que nous savons le délirant capable d'avoir temporairement conscience de ce qui l'entoure), il faut admettre que, dans le délire, la volonté n'est pas abolie, mais seulement que la proportion relative des actes de l'individu, qu'elle s'applique à régler, est plus ou moins considérablement diminuée.

D'ailleurs, dans le délire, même dans cette forme exagérée dont nous parlons, et qui semble assez peu compatible avec notre manière de voir, est-il bien réel et évident que les actions si contradictoires de l'individu soient toutes automatiques? Et, sans rechercher si, dans le temps de l'action, le pouvoir volontaire est ou non occupé à autre chose, ne pourrait-il être permis de croire que tous les actes, si incohérents qu'ils paraissent, ne se passent point en dehors de l'influence de la volonté? La résolution, qui est de la volonté l'expression parfaite, est instantanée dans son expression perceptible pour la conscience, pour le moi; le fait qu'une résolution existe actuellement n'implique nullement qu'une résolution opposée n'ait pu exister, l'instant d'auparavant; est mesurable dans la durée au contraire l'effet, l'action physiologique proprement dite, qui vient après seulement la détermination prise, qui est dans un rapport constant, dans son espèce, avec l'espèce de la résolution, et de la connaissance duquel effort, seule partie perceptible pour nous de l'acte volontaire de notre semblable, nous nous élevons par induction à la connaissance vraisemblable de la résolution qu'il dut prendre. Ceci posé, examinons s'il n'est pas possible de concevoir que les efforts successifs d'un délirant soient en opposition entre eux, quoique chacun soit l'expression logique d'une détermination. Étant admis que l'individu est séparé de toutes les circonstances extérieures, et que le point de départ de ses opérations intellectuelles est une série de sensations fausses, mobiles, se succédant rapidement, comme des hallucinations, dont il est incontestable au moins qu'il a conscience, puisque toute son attention est absorbée à leur contemplation; supposons que, dans son délire, l'individu voie entrer chez lui un homme qu'il abhorre : « Ah, canaille ! » dira-t-il, en se levant avec fureur; puis son visage s'adoucira, son geste violent sera tout à coup transformé en un geste d'affection, s'il embrasse dans sa pensée l'image de sa mère, née spontanément en son esprit, au moment où il allait mettre à exécution la résolution de brutalement chasser l'importun. Dans ce cas, la résolution prise, l'effort commence, et dans le temps que l'individu exécute ou commence à exécuter la résolution prise, une nouvelle résolution, une résolution contradictoire, née à la suite de l'action déterminante des perceptions chimériques que crée l'imagination, se formule en lui avec l'instantanéité normale ; et le nouvel ensemble d'actions constituant l'effort, dont le but est de mettre à exécution la résolution nouvelle, s'exprime immédiatement, venant interrompre, faire cesser l'effort commencé dans le but d'arriver à l'exécution précédemment résolue. Que si les deux résolutions sont opposées, les actions qui viennent interrompre l'effort antérieurement commencé présenteront avec celles dont se composait cet effort l'opposition, de laquelle nous nous autorisons pour juger les actes incohérents. Cette manière d'expliquer les faits revient à dire que, dans le délire, l'opposition des actes, des paroles, est la conséquence de ceci : les résolutions, toutes complètes, se succèdent suivant un ordre contradictoire (dépendant de l'état de l'intelligence et de la perception), et les actions proprement dites ne sont que des commencements d'exécution brusquement suspendus, parce que chaque effort différent doit être nécessairement interrompu, au bout d'un espace de temps égal à celui qui s'écoule d'une détermination à la suivante. Il arrive assez souvent, dans l'état de raison, que nous agissons d'une manière analogue : je marche dans un sens, tout à coup je m'arrête, je tourne dans la direction opposée, puis je fais encore un mouvement brusque sur moi-même et je continue mon chemin ; l'idée d'aller en arrière m'a déterminé d'abord à prendre la direction opposée à celle que je suivais ; au moment où je commence à la mettre à exécution, une résolution opposée est prise, et, pour l'exécuter, je commets, dans beaucoup moins de temps qu'il

17

n'en faut pour le dire, deux actions évidemment contradictoires à tous les chefs. On objectera peut-être que, si la résolution est instantanée, la délibération a une durée, et que l'action, tirant son caractère de liberté de la seule délibération, perd alors son caractère de volonté, non du fait de la détermination, mais à cause de l'absence de la délibération, la succession étant trop rapide pour qu'une délibération complète précédât chacun des commencements successifs d'action. A quoi nous répondrons : qu'il ne faut pas confondre une délibération intellectuelle n'ayant qu'un instant d'existence avec la même opération intellectuelle n'existant pas du tout ; que l'acte est une expression volontaire, sitôt que l'intelligence est intervenue à son sujet, quelque courte qu'ait été son intervention préalable ; et qu'enfin, si rapprochées que soient supposées les actions successivement commencées, chacun des commencements d'exécution comporte une durée dans le temps, qui suffit à une délibération intellectuelle, précipitée mais suffisante.

Nous concluons en résumant : le délire est un état de perversion dans les actes de l'individu, conséquence de la perversion dans les opérations intellectuelles constituant la délibération ; le point de départ du raisonnement est faux, sa conclusion est erronée, la détermination n'est pas ce qu'elle serait en dehors de ces conditions spéciales, l'action conséquemment doit être anormale, insolite. Le délirant conserve souvent le souvenir de tout ce qui se passe dans son esprit, donc il a évidemment dans ce cas conscience, et de ce qu'il fait, et de ce pourquoi il le fait. Il nous semble logique d'admettre que cette connaissance en lui existe toujours au moment, qu'il peut seulement quelquefois n'en pas conserver le souvenir. Au lieu d'avoir, avant de se déterminer, la connaissance des conditions vraies qui existent en lui et en dehors de lui, il ne connaît que de perceptions chimériques, créées par son imagination ; là est, répéterons-nous, la cause déterminante première, essentielle, de tous les phénomènes caractéristiques de l'état de délire. Aussi nous semble-t-il évident que, si le délire est constitué par la lésion d'une faculté, la faculté lésée est l'intelligence, la faculté de connaître, et non la volonté. La lésion de faculté, si elle existe, s'exprime par une erreur, conséquence, comme dans l'hallucination, d'un état particulier de la perception d'une part, et, d'autre part, de l'ignorance complète dans laquelle peut rester l'esprit de l'état des conditions extérieures actuelles, desquelles il ne perçoit rien ou presque rien par ses sens. Le fait essentiel constituant du délire est une erreur, nous nous sommes assez étendu sur cette question dans la première partie, pour n'avoir pas besoin de rappeler que l'acte ne perd nullement son caractère de liberté, son cachet volontaire, parce que la délibération est entachée d'erreur.

Nous avons envisagé assez longuement le délire au point de vue physiologique qui le rattache à notre sujet, parce que le délire est un état de l'intelligence existant de fait dans toute maladie mentale ; le délire peut être partiel ou général, étendu à un plus ou moins grand nombre d'objets. Mais, en somme, qu'un individu ait des hallucinations, des conceptions délirantes, des impulsions insolites, et qu'il agisse en vertu des motifs que leur influence crée à son entendement ; qu'il soit maniaque ou monomaniaque ou dément, son état pourra toujours s'exprimer par un mot : il délire !

PARAGRAPHE II.

DES FORMES GÉNÉRALES DES MALADIES MENTALES.

Après ce que nous avons dit de chacun des symptômes constitutifs des maladies mentales, nous dirons peu de chose de chaque type ; car, s'il est prouvé que l'hallucination, l'idée fixe, le délire, etc., sont des lésions de l'intelligence, il est évident que les différentes formes pathologiques qui résultent de l'assemblage de ces symptômes diversement combinés entre eux, sont constituées également par des lésions de la faculté intelligence, et non de la volonté.

Nous allons commencer par la manie, de laquelle nous dirons quelques mots seulement : c'est, de toutes les formes de l'aliénation, celle dont le diagnostic en général est le moins obscur ; à cette forme d'ailleurs, bien moins qu'à toutes les autres, s'applique la discussion que nous faisons sur la volonté. C'est la monomanie, la démence et l'idiotisme qu'il faut considérer, surtout en matière légale. Le maniaque, lui, est si bien en opposition dans ses actes avec la manière dont aurait agi l'homme raisonnable, qu'il n'est le plus souvent aucun doute à élever sur un état, du reste d'énergie anormale et impossible à simuler. L'état spécial, non contestable cependant, sous l'influence duquel sont placés le dément, l'idiot et le monomane, est d'autant moins aisé à constater, qu'il laisse agir l'individu quelquefois, souvent même, comme s'il n'était soumis à aucune influence, cette influence, surtout dans la monomanie, ne pesant pas toujours sur les actes ; aussi est-ce le plus souvent à propos de ces formes de la folie que naissent les difficultés, les incertitudes, quand il s'agit à un tribunal de statuer sur ce point : le prévenu était-il ou non en état d'aliénation ?

I. De la manie.

La manie est un véritable état de délire continu, général, c'est-à-dire persistant, quelle que soit la nature des conditions modificatrices qui entourent le malade. Plus ou moins complétement étranger au monde extérieur, le maniaque agit le plus souvent sans tenir compte des circonstances actuelles dont l'influence serait, par tout homme raisonnable, prise en sérieuse considération. Tout ce qui a été dit du délire se peut appliquer à cette forme de l'aliénation, qui varie d'aspect, suivant la nature des hallucinations, des idées fixes, des conceptions et des impulsions folles de chaque malade, et qui peut présenter tous les degrés du délire, jusqu'à son expression la plus exagérée. «Le maniaque, dit M. Baillarger, a le visage animé, les yeux brillants, les mouvements brusques et rapides; sa parole est vive et continue; l'agitation sur place est incessante; les actes de violence sont imminents...» La manie est un état d'excitation intellectuelle, même d'excitation générale; car, lorsqu'on voit des maniaques parlant, criant même sans cesse, toujours en mouvement, sans sommeil ni repos, il faut bien admettre un état d'énergie spéciale qui leur permette d'accomplir, à quelques-uns même des années entières, ce qu'il serait impossible à l'homme le plus vigoureusement organisé de faire pendant vingt-quatre heures seulement.

La manie est tantôt continue, tantôt intermittente, alternant alors le plus souvent avec des moments de lypémanie, de dépression intellectuelle.

II. De la monomanie.

Qu'un homme, agissant du reste dans les conditions ordinaires, comme agissent les hommes doués de toute leur raison, ait une idée fixe, fausse ou absurde, à laquelle il soit toujours porté à revenir, de la même manière que chacun revient toujours à son idée dominante; ou bien que cet homme en soit venu à croire à la réalité d'êtres qui lui apparaissent, chaque fois qu'il agira sous l'influence déterminante de son idée fixe, de sa conception délirante, de son hallucination, il agira tout autrement qu'un homme raisonnable: cet homme sera un monomane. La monomanie peut donc à juste titre porter le nom de délire partiel, puisque le monomane qui, à certains moments, sous l'influence de certain ordre de conceptions, agit comme l'homme raisonnable, à certains autres moments, sous l'influence de certain ordre différent de conceptions, agit comme l'homme atteint de délire. Esquirol définissait la monomanie, un désordre intellectuel concentré sur un objet ou une série d'objets circonscrits.

Parlant de la monomanie, peut-être plus fréquente qu'on ne

l'admet, M. Baillarger disait, le 19 juin 1855, à l'Académie : « L'intelligence humaine est si vaste, elle se prête à des combinaisons si variées, qu'un homme peut avoir des conceptions délirantes assez nombreuses, sans que sa conversation sur une infinité de points cesse pour cela d'être raisonnable, sans qu'il perde la faculté de faire des travaux suivis. » Et à l'appui de cette dernière proposition, il citait le cas de Berbiguier, l'auteur des *Farfadets*, ouvrage en trois volumes : après avoir eu des hallucinations, l'imagination de Berbiguier est tellement frappée, qu'il en vient à faire du farfadet la cause de tout ce qui arrive de malheureux, et même, reconnaissant que par moments il divague, il pousse son système jusqu'à accuser les farfadets de lui enlever ses facultés. « Si la monomanie, ajoutait M. Baillarger, devait toujours être strictement limitée à une seule idée fausse, Berbiguier assurément serait loin d'être un monomane; cependant l'auteur des *Farfadets*, qui a pu composer et imprimer un long ouvrage, s'occuper de tous les détails de l'exécution, n'était assurément ni un maniaque ni un dément ; il n'était pas atteint davantage de cette forme d'aliénation, laquelle a pour caractère principal la lenteur et la prostration de toutes les facultés. C'était au contraire un homme actif, intelligent, qui n'avait aucune incohérence dans les idées... » Berbiguier, dans sa monomanie, raisonne, et raisonne logiquement, comme la plupart des monomanes; seulement il part d'une conception folle, ou du moins d'une série assez restreinte d'idées absurdes : les farfadets existent, les farfadets sont acharnés après moi;... et, doué d'autant d'intelligence que d'imagination, il pousse jusqu'aux dernières limites de la déduction les conséquences de son principe ; sur une erreur, il édifie un grand système, comme tous les hommes de génie en ont bâti sur une seule idée.

Évidemment les actes du monomane sont des volontés, nous ne nous arrêterons pas à le démontrer; le point de départ de ses délibérations intellectuelles, par suite de ses actes réfléchis, étant toujours ou une idée fixe, ou une conception délirante, ou une hallucination, ce que nous avons dit de chacun de ces phénomènes spéciaux serait simplement à répéter ici.

Certains auteurs, et en particulier des légistes, ont nié l'existence de la monomanie; cette opinion si exclusive est une opinion erronée, dont les conséquences peuvent être terribles pour le dément, en présence d'un jury. Nous allons rapidement examiner d'abord quelles sont les causes de cette erreur, et rechercher ensuite s'il n'est pas de réelle distinction pourtant à établir entre un coupable et un monomane.

C'est seulement par induction que nous pouvons nous élever de la connaissance de l'action commise par un individu à la connaissance vraisemblable de la raison, du motif qui la lui a fait commettre : le raisonnement inductif à l'aide duquel nous nous élevons à cette connaissance est basé, d'une part, sur la considération des circonstances capables de la déterminer, existant au moment où la résolution dut être prise, et, d'une autre part, de la connaissance acquise par expérience, de l'espèce des motifs qui eussent, ces circonstances étant données, déterminé et nous-même et la plus grande partie de nos semblables. Dans ses moments d'aliénation, le monomane agit tout autrement qu'il aurait dû agir (c'est-à-dire autrement que la plupart des hommes et nous-même aurions agi dans les circonstances présentes); et aussi arrive-t-il que nous jugions également d'un homme, qui n'est nullement monomane, dans certains moments, qu'il agit autrement qu'il ne devrait; et cette analogie du jugement formulé, sur la valeur et de l'action commise par un monomane et de celle commise par un homme raisonnable, que la morale désapprouve, est certainement la cause première qui amena beaucoup d'hommes à nier l'existence de la monomanie, le monomane ne se distinguant pas absolument, dans ses actes, de l'homme en état de raison, sujet à l'erreur.

Mais ceci encore justifie l'opinion erronée que nous voulons combattre : l'action du monomane est vraiment revêtue du même caractère de libre arbitre que l'action du coupable; l'une est bien une volonté au même titre que l'autre. Si le monomane est sujet à l'erreur, est même voué fatalement à son erreur, l'homme dit raisonnable est libre, quoi qu'il soit toujours très-exposé à se tromper, libre même dans le moment où il se trompe, libre dans le moment même où il lui est impossible de ne pas se tromper. Si le monomane n'agit que poussé par un désir, nous avons dit, au sujet de la conception délirante, comment il est évident que l'homme raisonnable est soumis nécessairement, avant l'action, à l'influence de ses désirs, de ses impulsions. Enfin le monomane, comme l'homme raisonnable, a non-seulement conscience de son action, c'est-à-dire conscience du motif qui le fait agir, et du but, du résultat sensible auquel il tend; il a encore presque toujours conscience de la valeur morale de l'acte commis : s'il a mal fait, il se cachera, il aura l'air embarrassé; il prendra autant de soin qu'un coupable expérimenté, pour faire disparaître les traces de son méfait; pour dépister les recherches, il emploiera souvent les ruses les plus raffinées; enfin tout de lui prouvera qu'il a conscience de sa faute et conscience de sa liberté; en se reprochant la faiblesse qui le fit céder aux sollicitants mauvais, il a évidemment conscience qu'il eût pu, en luttant avec énergie contre leur influence, se résoudre à ne pas commettre une mauvaise action.

N'est-il donc pas de réelle distinction possible à établir entre un coupable et un monomane?

«Nul n'est, à proprement parler, parfaitement sain d'esprit et de corps; il n'est personne qui ne soit sujet aux maladies comme à l'erreur. Mais, quand le trouble de l'intelligence devient assez considérable pour que la somme d'erreurs auxquelles il donne lieu soit beaucoup plus grande que cela n'arrive pour le commun des hommes, alors seulement on considère l'intelligence comme lésée; de même lorsque le trouble de l'économie devient assez grave pour altérer notablement une ou plusieurs fonctions, on déclare qu'il y a maladie.» (A. Maury.) Nous donnons ici l'opinion catégoriquement exprimée de M. Maury, parce que le meilleur caractère distinctif de l'état dit de monomanie n'a et ne peut avoir qu'une valeur proportionnelle, relative, comme presque tous les autres phénomènes constituant l'état dit d'aliénation, tels l'impulsion insolite, la conception délirante, l'idée fixe, l'hallucination même, qui se peuvent rencontrer à des degrés dans l'état dit de raison. Le meilleur caractère distinctif de la démence dans les actes d'un individu, c'est l'espèce parfaitement connue du motif qui l'a fait agir : le motif du coupable est mauvais; celui du monomane, outre qu'il est mauvais, est toujours plus ou moins près de l'absurde, c'est-à-dire plus ou moins incompatible avec la raison. Ce point étant concédé jusqu'à démonstration, constatons d'abord combien il pourra parfois être difficile de juger de l'espèce du motif, comment même il pourra arriver que l'esprit ne s'élève pas dans la voie inductive, à la connaissance précise du point d'où est partie la délibération; puis concluons que la ligne de démarcation est impossible à établir entre l'homme qui, par son originalité, s'éloigne assez du vulgaire pour que déjà sa conduite soit considérée comme excentrique, ou bien ses idées comme bizarres, sans qu'on ait droit de prétendre qu'il n'est pas tout à fait raisonnable, et l'homme chez qui cette excentricité dans les actes et cette bizarrie dans les idées s'élèvent déjà jusqu'à un commencement de monomanie; car, si le motif du monomane est absurde, combien d'hommes raisonnables se laissent souvent guider par des motifs plus ou moins dignes de ce nom? Mais, de ce que le point de transition soit insaisissable entre les deux types, il ne faut pas conclure que la différence n'existe pas; chacun de ces deux types est assez distinct pour qu'étant donnés un homme parfaitement raisonnable et un homme tout à fait monomane, il soit impossible de ne pas les distinguer.

C'est l'espèce du motif qui l'a fait agir qui constitue, une action étant donnée, le signe le meilleur, le plus certain, que l'individu est ou n'est pas monomane, était ou n'était pas en état de démence au temps de l'action. Évidemment ce n'est pas là un criterium d'une valeur absolue; car, s'il avait cette valeur, le diagnostic de la monomanie ne serait jamais obscur; mais généralement on peut dire que ce qui frappe le plus, de tous les phénomènes présentés dans l'état de monomanie, c'est le caractère spécial du motif qui fit agir l'individu.

Le motif du coupable est mauvais, mais nul n'est autorisé à prétendre qu'il soit absurde. Un misérable assassine pour avoir de l'argent: il fait mal, c'est évident; mais la délibération intellectuelle qui amena la détermination, suivie du crime, partit comme base d'un point vrai, l'utilité de l'argent, moyen de satisfaire ses besoins; et ce principe est si loin d'être absurde qu'il est le point de départ, motivant le plus grand nombre des actions volontaires, voire même des actions devenues d'habitude du plus grand nombre de tous les hommes. Que l'assassinat ait été commis sur un ennemi duquel on brûlait de se venger, l'action est mauvaise, non que le motif apprécié par l'intelligence soit absurde, mais parce que l'influence de la passion a empêché qu'il y ait eu réellement délibération en règle de l'intelligence; l'action est plutôt instinctive que volontaire: seulement l'influence passionnelle entraînante est née chez l'individu, des mêmes causes, appréciées par l'intelligence, qui l'auraient fait naître chez tous. Un monomane assassine un homme qu'il connaît à peine, à qui il n'a aucune raison d'en vouloir; s'il a été poussé à commettre ce crime par une aveugle impulsion, si la raison n'est nullement intervenue (impulsion homicide d'habitude, monomanie existant depuis longtemps déjà), cette impulsion est telle de sa nature, qu'elle constitue une condition anormale, rien d'analogue ne se retrouvant chez le commun des hommes: un simple désir poussant un homme à exécuter un meurtre! l'action est instinctive; c'est une impulsion qui dirige le bras qui frappe, mais une impulsion brute, en dehors de l'action intellectuelle, nécessaire du moins à faire naître cette autre espèce de sollicitant qui entraîne souvent fatalement, et qu'on nomme la passion; celui qui tue pour tuer, pour satisfaire un désir simplement, sans motif, est un monstre, une exception évidente de la nature humaine. Si l'action n'a pas de motif réel, on peut encore dire d'elle qu'elle est absurde, à cause de sa gravité, d'avoir été commise sans motif. Si l'individu ne commet le meurtre qu'après avoir lutté plus ou moins longtemps contre son impulsion, l'action est évidemment volontaire, la raison a été impuissante, l'impulsion est devenu le motif, et l'individu se justifie et ne peut se justifier qu'en disant : je n'ai pu résister au besoin de tuer ; de la même façon qu'on dit souvent : j'ai agi ainsi parce que j'avais un désir à satisfaire ; je ne sais pourquoi j'avais envie de cela. Et évidemment, un simple désir, une simple impulsion, ne devenant jamais, chez les hommes raisonnables, le motif d'une action grave, on peut dire que, devenant tel chez le monomane, son impulsion constitue un motif absurde, c'est-à-dire en opposition flagrante avec les motifs ordinaires de la raison humaine. Qu'un monomane soit poussé au meurtre par un mauvais génie attaché à ses pas, lui soufflant le crime, et de l'existence duquel il est convaincu : le motif qui le fera agir mérite la qualification d'absurde, puisque cela seul fait de lui un aliéné, qu'il agit quelquefois ou souvent au contraire de ce que voudrait la raison, et qu'il ne lui arrive d'agir ainsi que parce qu'il croit à ses visions.

S'il est vrai qu'il soit juste et rationnel d'admettre que les volontés du monomane tirent tous leurs caractères de la lésion organique du cerveau, d'existence physiologiquement incontestable ; comme cette lésion n'est pas connue, et que, le fût-elle d'ailleurs, elle ne pourrait nullement servir de criterium de la valeur des actions soumises à l'appréciation d'un tribunal ; c'est, croyons-nous, de l'espèce du motif qui fit agir l'individu, que se peut surtout déduire le caractère de démence ou de non-démence de son action. Le motif qui a fait agir le monomane est d'une espèce toute différente de celle des motifs qui ordinairement nous font agir. Celui qui tue pour tuer est un monstre en opposition flagrante avec notre nature ; celui qui tue pour avoir de l'argent est simplement un homme qui va beaucoup plus loin que les autres dans le sens où ce motif nous porte tous plus ou moins à agir; on voit bien peu d'individus commettre même un délit insignifiant, dans le simple but de satisfaire un désir; tandis que si on voit heureusement assez peu d'individus aller jusqu'à l'assassinat, on en voit beaucoup poussés à des actes de moralité souvent douteuse par le besoin raisonné de satisfaire leurs appétits, leurs passions, en se procurant le meilleur et le plus infaillible moyen, l'argent!

Seulement l'espèce du motif n'est qu'un caractère d'une grande valeur, mais d'une valeur simplement relative. C'est pour avoir voulu trouver, en faveur du monomane, un criterium absolu dans la lésion de la volonté, que les aliénistes ont compromis sa cause devant les tribunaux; car proclamer, malgré les faits, que la monomanie est une lésion volontaire, c'est placer sur un terrain où ils seront toujours victorieux les individus qui prétendent que la monomanie n'existe pas, puisque toute leur démonstration devra se borner à prouver que le monomane fait acte de volonté, ce qui ne nous semble même pas contestable.

III. De la démence.

La démence, a dit M. Calmeil, est comme le dernier terme de toutes les affections cérébrales qui résistent au traitement de la période aiguë; elle n'est cependant pas toujours consécutive à une autre lésion du cerveau et de ses dépendances, elle peut s'établir d'emblée; et, quant à la forme dite sénile, dans les cas du moins où elle n'est compliquée d'aucun accident, on peut dire qu'elle est simplement à l'intelligence ce que la faiblesse est à l'organisation du vieillard. Terme fatal d'un grand nombre d'aliénations, de monomanies surtout, la démence est l'expression parfaite de ce que M. Baillarger appelle la dépression de l'intelligence, se manifestant par la lenteur, l'embarras des idées, l'inertie en un mot des facultés intellectuelles, dont l'excitation revêt les différentes formes de la manie, du délire. Le dément a de la peine à rappeler ses souvenirs, à raisonner;

quand il est dans l'état de rêverie, ses idées doivent lentement se succéder; autant que toute pensée, toute action, tout mouvement semble lui répugner. On est autorisé en général à dire que sa sensibilité est obtuse, si peu vivement il paraît impressionné par ce qui l'entoure. Enfin l'état d'inertie s'étend de l'intelligence aux fonctions de l'organisme.

Nous ne parlerons pas des différentes formes de la démence : elle peut être aiguë ou chronique, simple ou compliquée, continue, intermittente ou rémittente, etc.; nous dirons un mot des actes et de la volonté du dément, puis nous rapprocherons de cette forme de maladies mentales une espèce de monomanie qui, différant de la démence, a pourtant quelques points de ressemblance avec elle.

Les actes du dément sont aussi profondément marqués du cachet de l'inertie que ses opérations intellectuelles. Cette inertie dans l'action se conçoit très-bien conséquence nécessaire de l'inertie de la pensée, et si les actions du dément, outre leur lenteur, sont souvent en opposition avec ce que nous jugeons qu'elles devraient être, c'est que, chez lui comme chez le monomane et le maniaque, l'aptitude intellectuelle manque pour percevoir au moment l'impression conséquence de la sensation extérieure. Dans la plupart des cas d'aliénation, il en est ainsi, parce que vraisemblablement l'intelligence est appliquée ailleurs; chez le dément, on n'est pas autorisé à juger que l'intelligence s'exerce attentivement autre part, dans le moment où elle ne connaît pas des sensations; dans ce temps-là même, il n'est pas douteux que l'individu ne pense activement à rien. Aussi, le délire de la manie et de la monomanie étant considéré l'analogue de l'état d'attention, on pourrait comparer l'état de l'intelligence dans la démence à l'état de rêverie, modifié toutefois en ceci : que les idées doivent se succéder avec lenteur, dans le cas où plusieurs idées se remplacent; que souvent une seule idée se substitue, dans l'intelligence rêvant du dément, à l'association ordinaire des idées de la rêverie, le moi n'ayant, du reste, comme dans cet état, ni conscience au moment de l'idée présente, ni souvenir un instant après qu'il a eu une idée. Cet état de rêverie lente, d'engourdissement, pour ainsi dire, de l'intelligence étant non momentané, mais continu, peut-être la démence serait-elle bien définie la paralysie des facultés intellectuelles, la paralysie proprement dite consistant dans la permanence de l'état normal d'inertie.

La lypémanie, la mélancolie est une forme de la monomanie qui a beaucoup d'analogie avec la démence ; dans cette forme, on retrouve la même inertie de l'intelligence, de l'activité, même des fonctions de la vie organique. Ces deux formes, lypémanie et démence, doivent pourtant, malgré leurs caractères analogiques, être distinguées, à cause de ce point essentiel : que le mélancolique, comme tous les monomanes, est activement absorbé à la contemplation d'une idée fixe, dans le temps où il est plus ou moins détaché du monde environnant, à en juger d'après ses actes, vraiment assimilables à ceux du dément, qui dans ce temps-là ne porte, lui, son attention sur aucun ordre d'idées.

Lent à concevoir, le dément doit être lent à délibérer, et on conçoit que sa délibération intellectuelle, n'allant souvent pas jusqu'au bout, pourra n'avoir point pour conséquence une détermination volontaire ; que, dans le cas où une détermination aura été prise, l'action pourra n'avoir qu'un commencement d'exécution, après lequel l'individu retombera dans l'inertie ; que, dans tous les cas, la volonté s'exprimera lentement. Conséquemment, à cause de son peu d'aptitude à percevoir, et de sa lenteur à concevoir, à délibérer, à se déterminer et à agir, les volontés du dément auront le caractère essentiel d'être en nombre proportionnellement décroissant, à mesure que la maladie deviendra plus grave ; si bien qu'on conçoit la démence arrivée à un tel point d'affaissement des facultés, que, la mémoire étant abolie, il n'y ait plus d'acte volontaire possible, l'acte n'étant volontaire que s'il est précédé d'une délibération de l'intelligence, et une délibération intellectuelle n'étant plus concevable sans l'intervention de la mémoire. Mais, dans ce cas, qui constituerait le degré ultime de la démence, l'abolition du pouvoir volontaire n'aurait été que la conséquence de l'affaissement complet d'une ou plusieurs facultés intellectuelles ; la démence serait encore un état de l'intelligence !

IV. De l'idiotisme.

L'idiotisme est un vice congénital, un véritable arrêt de développement des facultés de l'intelligence ; aussi est-il bien différent de toutes les autres formes de maladies mentales. L'aliénation proprement dite est la perte partielle ou totale (dernier terme de la démence) de l'intelligence, de la raison. Pour perdre quelque chose, la première condition est de l'avoir possédée ; or ce qui constitue son état spécial, c'est que l'idiot n'a jamais eu la faculté intelligence développée, dans ses manifestations, au degré nécessaire pour qu'on puisse d'un homme dire qu'il est raisonnable.

La démence est, de toutes les formes des maladies mentales, celle qui a le plus de rapport, d'analogie même, avec l'idiotisme, et il est aisé de concevoir qu'il en soit ainsi : chez le dément, les facultés se dépriment, s'effacent, cessent peu à peu de manifester leur existence, et l'on comprend très-bien qu'un homme qui, par exemple, aurait complétement perdu la mémoire, en serait arrivé juste au même point que celui qui ne l'aurait jamais eue ; ou que celui qui l'aurait perdue en partie se trouverait dans une position en tout semblable à celle d'un homme qui n'aurait jamais eu qu'une infime partie du pouvoir, si nécessaire à l'intelligence, de se souvenir. Aussi tout ce que nous avons dit de la démence se peut entendre de l'idiotisme, de même que tout ce que nous allons dire des actions de l'idiot se peut appliquer à celles du dément.

Sauf le cas d'idiotisme au degré le plus élevé, sauf le cas d'arrêt complet de développement des facultés, cas en tout analogue au terme ultime de la démence, il ne nous semble pas contestable que l'idiot puisse faire et fasse quelquefois acte de volonté. Sans doute, dans la plupart de ses actions, l'idiot, de même qu'un enfant dont les facultés intellectuelles ne sont pas encore développées, est instinctivement poussé et mû par ses besoins, ses désirs, les impulsions de sa nature, et il est impossible d'admettre qu'avant l'action l'intelligence soit intervenue. De là, toutefois, il faut simplement conclure que le nombre de ses actions raisonnées est fort restreint, et non qu'il lui soit impossible de commettre jamais une action raisonnée; car il faut bien admettre autre chose qu'une simple impulsion, pour expliquer de l'idiot certains actes dont l'accomplissement s'éloigne tout à fait, par les moyens dont il réclame la mise en jeu, des actes ordinaires de la vie animale. Un exemple fera saisir plus aisément notre idée : avec des allumettes chimiques qu'il a dérobées et cachées, un idiot met le feu à une grange, en en faisant usage de la même façon qu'il a remarqué qu'on s'en servait pour allumer une chandelle ou pour allumer du feu ; nul ne contestera que dans cet acte, accompli par esprit d'imitation, comme on dit vulgairement, la mémoire soit intervenue, et que l'individu ait fait preuve d'intelligence et de raisonnement. Il a mis le feu à la paille, parce que, comme à un enfant, tout ce qui jouit d'un éclat inaccoutumé lui est agréable ; il a mis le feu pour se procurer le simple plaisir de voir la paille brûler ; son raisonnement borné, dont le point de départ est un principe rappelé par la mémoire, et né de l'observation des faits : en frottant, l'allumette prend feu, ce qui brille, etc.; son raisonnement, disons-nous, a eu pour cause déterminante un désir, et n'est pas allé plus loin que la perspective du plaisir du moment. Déterminée par une impulsion sollicitante dont le caractère est d'être nécessaire, l'action est une volonté, parce que, dans le temps qui a précédé l'exécution, l'intelligence bornée de l'idiot est intervenue; il a dû raisonner, pour arriver à soustraire et cacher les allumettes, pour choisir le moment où il serait seul, afin d'accomplir son dessein, pour les employer de la manière que l'expérience lui apprit qu'on s'en servait ; son raisonnement a été seulement beaucoup plus incomplet qu'il eût été de la part de tout autre; sa délibération inintellectuelle s'est arrêtée dès le début, dès le premier considérant;

s'il n'a réfléchi à aucune des conséquences de l'incendie, c'est que son intelligence était trop bornée pour atteindre jusqu'à la conception d'un ordre d'idées découlant des premières comme conséquence logique, et seulement, dans la déduction, un peu plus éloignées que celles à la considération desquelles exclusivement son esprit s'est sitôt attaché, n'ayant pas les moyens d'aller plus loin.

Enfin l'idiot, ainsi que le dément, agit le plus souvent sans que l'intelligence intervienne; mais les degrés qui existent dans l'état d'idiotisme, comme dans l'état de démence, sont constitués par ceci : que l'intelligence, chez quelques idiots, intervient moins rarement que chez d'autres, plus malheureusement doués, et que chez ces derniers, quand elle existe, l'opération intellectuelle ne va pas au delà de la considération des conséquences immédiates, tandis que chez les mieux dotés, elle va plus loin, mais pénètre encore bien peu avant dans la série déductive des conséquences éventuelles, que l'homme raisonnable, du reste, ne considère jamais non plus qu'en partie, à cause de la faiblesse de son intelligence imparfaite.

PARAGRAPHE III.

CONCLUSION DE L'ÉTUDE DE L'ALIÉNATION.

D'après tout ce qui précède, il nous semble évident que les phénomènes d'activité, que les actions de l'individu auquel nous imputons la qualification d'aliéné, tirent leurs caractères distinctifs de l'état de la faculté intelligence; que la cause déterminante essentielle qui imprime à tous les actes leur direction modifiée est attribuable à l'entendement, et consiste dans une modification, actuellement existant, de la manière d'être de la faculté de connaître; ou bien l'intelligence se trompe, ou bien elle reste dans l'ignorance, et l'action n'est pas ce qu'elle eût été, si l'intelligence avait eu une connaissance ou une connaissance vraie des conditions actuelles, dont l'espèce, perçue et connue, aurait constitué le motif de l'action de l'homme raisonnable. M. Baillarger s'exprimait ainsi à l'Académie de médecine le 8 mai 1855 :

«Je ne dirai pas, Messieurs, que la folie, ainsi réduite à une simple erreur, est placée en dehors de l'organisation, mais je dis que c'est la spiritualiser autant que possible et cesser presque de l'envisager comme une maladie.» Si beaucoup d'auteurs ont de la répugnance à admettre, avec Leuret, que les aliénés sont des hommes qui se trompent, cette répugnance vient de l'incompatibilité qui semble séparer l'idée psychologique d'erreur de l'idée anatomique de lésion d'organe. Mais est-ce que la lésion d'un organe quelconque ne se caractérise pas toujours par une modification de la fonction qui lui est dévolue? Et vraiment répugne-t-il tant à l'esprit de considérer cette erreur, à laquelle il est nécessairement voué, comme la modification fonctionnelle, fatale, par laquelle s'exprime la lésion organique du cerveau de l'aliéné? Évidemment oui! cela répugne, mais seulement si vous n'admettez pas que l'intelligence doive être considérée comme une fonction du cerveau!

« C'est non-seulement l'intelligence que l'aliénation mentale altère plus ou moins profondément, ce sont encore les sentiments moraux qu'elle dénature et bouleverse notablement» (A. Maury). Et en effet, si c'est l'état actuel de l'intelligence qui imprime son cachet particulier à l'acte de l'aliéné, la cause de cet état se peut le plus souvent rationnellement considérer comme constituée par un état particulier de la sensibilité, surtout de la sensibilité morale. Ainsi un monomane agit d'une façon indigne au vis-à-vis de son père, parce qu'il interprète en mal toutes ses paroles, toutes ses actions; il se trompe en croyant qu'il dissimule, en l'accusant d'hypocrisie; mais cette erreur de son jugement est déterminée par l'espèce des sentiments moraux qu'il éprouve; il éprouve pour son père, non de l'amour, mais de l'indifférence, de la haine. Il traite de même un homme qu'il voit pour la première fois, parce qu'il le hait instinctivement, etc. Mais d'abord ces sentiments moraux ne sont que la conséquence en lui de l'action préalable de l'intelligence, dont, nous l'avons dit, l'exercice actif a pour résultat, comme toute action, de nous amener à un fait sensible, sentiment ou sensation, agréable ou désagréable; et ces sentiments pervertis ne sont nés en lui qu'à la suite d'une opération intellectuelle, concluant par un jugement erroné : ainsi il déteste son père, seulement parce que de l'appréciation de certains faits mal jugés, il est arrivé à établir en son esprit que son père voulait lui nuire, et il le déteste comme chacun déteste son ennemi ; il repousse brutalement un individu qu'il voit pour la première fois, et dans le moment où il semble confiant avec un autre étranger, parce qu'il lui a semblé, d'après la figure de cet homme, qu'il avait affaire à un ennemi, et, ayant jugé que cet homme avait de mauvaises intentions, il le repousse avec dédain; s'il le hait, la haine ne vient que de son erreur. Cet état particulier d'aberration de la sensibilité morale n'imprime à l'acte sa direction spéciale que par l'intermédiaire de l'opération intellectuelle, son existence, en dehors de l'état d'erreur caractéristique de l'aliénation, ne suffirait point à faire de l'action une action de démence ; est-ce qu'il n'arrive pas à chacun d'éprouver quelquefois de la répulsion pour un homme, sans que cette répulsion se trouve suffisamment motivée dans l'esprit, sans que cette répulsion même soit motivée par quelque chose ? L'état des sentiments moraux, ne fût-il pas dépendant, ce qui n'est guère admissible, de l'erreur intellectuelle, cet état de perversion, quand même on pourrait considérer qu'il n'est pas conséquence de l'état de l'intelligence, et qu'il existe seul, sans cet état de l'entendement, ne suffirait pas à faire de l'action un acte de démence. Tout au plus cette perversion des sentiments serait à la folie ce que l'hallucination est à l'état mental; l'halluciné est aliéné non parce qu'il a des hallucinations, mais parce qn'il croit à l'objet qu'elles représentent; il n'est aliéné que par le fait de son erreur.

Quant au désordre dans les actes, désordre qui constitue le symptôme caractéristique de la maladie, le phénomène perceptible pour notre sensibilité, par lequel seul se manifeste à nous directement l'état de l'homme que nous disons atteint de maladie mentale; quant à ce désordre, il n'est que la conséquence du désordre intellectuel, de l'état actuel de l'intelligence, que cet état soit ou non lui-même conséquence d'une modification, d'une manière d'être spéciale de la sensibilité. Il est aisé de concevoir comment l'esprit de certains théoriciens s'est arrêté à cette erreur : que l'aliénation est une lésion volontaire! L'aliénation est en effet un désordre des actions; seulement il est déplorable de voir des hommes, qui se donnent pour observateurs, borner tout le travail de leur esprit à dire, voyant qu'un aliéné agit mal : c'est le propre de son état de mal agir et il agit mal! quand l'expérience est là, qui nous apprend que l'action est toujours la conséquence de la délibération intellectuelle; quand, tous les jours, les moins subtils sont capables d'aller assez loin dans la voie du raisonnement inductif, pour affirmer d'un homme qui agit d'une façon mauvaise, qu'il agit ainsi parce qu'il s'est vraisemblablement trompé! Eh! sans doute, Messieurs, l'aliéné n'agit pas comme nous supposons qu'il devrait faire; mais il en est ainsi, parce qu'il a mal jugé; l'action résolue par lui est la conséquence logique de la délibération partant d'un point erroné; ayant mal jugé, son action est mauvaise, parce qu'elle est, comme les actions volontaires de tous les hommes, avec la détermination prise, par suite avec la délibération, dans le rapport logique de l'effet à la cause.

A tout ce qui précède, nous n'ajouterons rien ici; seulement nous rappellerons avec quelle puissance, quelle énergie dans l'effort s'exécute souvent la résolution prise par le monomane : l'énergie de cet halluciné, par exemple, qui, ayant résolu de se laisser mourir de faim, persévéra, et se laissa, pendant trois mois, imposer le supplice de la sonde œsophagienne, est certes bien au-dessus de l'énergie dont pourrait faire preuve la plus grande partie des hommes doués de leur raison.

De tout ce que nous avons dit dans les deux paragraphes précédents, nous sommes en droit d'établir que l'aliéné a sa volonté : ou bien il est dans un état tel, que nous concevons qu'il puisse vouloir, à un moment ou à un autre; ou bien il veut et veut aussi souvent que le commun des hommes; *l'aliéné se trompe, mais il a conservé la faculté essentielle dont l'existence s'exprime par des actes volontaires, l'aliéné a sa volonté.*

TROISIÈME PARTIE.

ÉTUDE MORALE.

CONCLUSIONS.

L'aliéné a sa volonté, donc il est libre; il a son libre arbitre, conséquemment *il est responsable*, au moins dans un sens défini du mot. Telles sont les conclusions nécessaires des deux premières parties de ce travail. Il nous reste à rechercher le sens précis qu'il faut attacher à ces mots : *l'aliéné libre est responsable.*

Peut-être quelques-uns nous accuseront-ils d'avoir, dans une vaine et inutile discussion, joué simplement sur le sens d'un mot; à ceux-là nous répondrons : Lorsqu'un prévenu, traduit devant une cour d'assises, est en droit de jouir de toute l'immunité garantie par l'art. 64 du Code pénal; lorsqu'il ressort évidemment des débats qu'il était en état de démence au temps de l'action; s'il peut arriver qu'un malentendu, un sens malheureusement faux, appliqué au mot volonté, lui fasse infliger une peine que la morale et la justice réprouvent, les conséquences ne sont-elles pas assez graves pour qu'on se donne la peine de définir rigoureusement le sens de ce mot? Notre travail, il est vrai, n'a guère consisté, au fond, qu'à dire ce qu'étaient la volonté et la liberté; mais ces deux mots-là ne sont pas toujours très-bien compris, et une simple nuance dans le sens que l'esprit y attache peut envoyer un malheureux monomane, un innocent, à l'échafaud! Nous nous expliquons.

Constamment la Cour de cassation a décidé que la question de démence ne devait pas être posée au jury (11 mars 1813, 26 août 1815, 9 septembre 1825, 9 juin 1831, 23 septembre 1847); à la question à lui posée : L'inculpé est-il coupable? le juré doit répondre : Non, s'il est certain pour sa conscience que l'accusé était atteint d'aliénation au moment où il a commis le crime; sa réponse affirmative écarterait implicitement l'état de démence allégué en faveur du prévenu (Cour de cassation, 17 octobre 1817, 23 avril 1824). Il est évident qu'invoquer, dans ce cas, les circonstances atténuantes, ne serait nullement mettre l'aliéné à même de jouir de la position exceptionnelle que la loi créa en sa faveur.

Dans leur traité de médecine légale, MM. Briand et Chaudé rappellent que beaucoup de jurés, saisissant difficilement le sens complexe attaché par la loi au mot coupable, comprennent assez mal que la question de démence se trouve ainsi comprise dans la question de culpabilité, le tribunal devant simplement demander : Le prévenu est-il coupable? Et, à ce propos, ils citent deux faits : La fille N... était traduite devant la cour d'assises des Vosges, en 1824, pour avoir commis deux incendies; les experts avaient émis des doutes sur son état de folie, pourtant attesté par tous les témoins. Deux questions furent posées au jury : 1° L'accusée est-elle coupable d'avoir mis *volontairement* le feu à la maison habitée par..., etc.? 2° Est-il prouvé que l'accusée était *en état de démence*, lorsqu'elle a commis l'action qui lui est imputée? Sur la première question, la déclaration du jury fut à l'unanimité : Oui, l'accusée est coupable; sur la seconde, sa déclaration fut également affirmative. Précédemment déjà, dans une affaire où on invoquait la démence, le président de la cour d'assises d'Eure-et-Loir avait cru devoir en faire l'objet d'une question spéciale, à la suite de celle relative à la culpabilité, et le jury, prononçant affirmativement sur les deux questions, avait répondu : Oui, l'accusé a commis *volontairement* le crime; oui, *il était en état de démence!* Il fut acquitté, et probablement, ajoutent les auteurs du livre cité, *sans la question de démence, il eût porté sa tête sur l'échafaud*. Les réponses de ce jury soumises à la Cour de cassation, elle jugea qu'il n'y avait pas contradiction réelle entre les deux réponses, que les jurés avaient entendu déclarer que l'accusé avait cette volonté, *quasi animale*, que peut avoir un homme en démence (4 janvier 1817).

La question de culpabilité doit être seule posée au jury, parce que la Cour de cassation juge qu'il serait *inconciliable* et *illogique* de la faire suivre de la question de démence. Mais d'abord, à supposer que réellement il en fût ainsi, les deux faits que nous venons de citer prouvent au moins que les jurys peuvent se tromper en matière de distinctions métaphysiques, même d'une évidence incontestable pour la Cour de cassation ; et cela seul nous semblerait une raison suffisante de poser toujours les deux questions : que le jury pût être induit en erreur, les conséquences de son erreur devant toujours être d'une portée morale incalculable.

Mais est-il bien vrai que la question de démence et celle de culpabilité soient contradictoires? Est-il évident qu'un homme en démence ne soit pas coupable? Le mot coupable, impliquant nécessairement l'idée que l'individu est responsable, ne peut-il pas être pris dans des sens différents, suivant le sens attaché par l'esprit à l'idée de responsabilité? Et enfin ne serait-il pas possible de démontrer que le juré, dans les deux réponses que nous avons citées, et qui furent soumises à la Cour de cassation, laquelle, soit dit ici, n'expliqua pas très-heureusement leur apparente contradiction; ne serait-il pas possible de prouver que le juré est dans le vrai qui répond : Oui, un accusé est coupable; oui, il a fait acte de volonté; oui, il était en démence ?

Si nous avons réussi à prouver que le dément, l'aliéné, n'a nullement perdu sa volonté, il est certain qu'il est libre. Nous allons avoir à examiner les conséquences de la liberté, la responsabilité, la culpabilité, la pénalité, conséquences du libre arbitre, desquelles nous rapprocherons la responsabilité, la culpabilité devant la loi. Et cette étude comparative nous montrera comment existe une contradiction si fâcheuse entre le sens exclusivement appliqué par la Cour de cassation aux mots qu'elle emploie et le sens que l'esprit des jurés est en droit de leur appliquer; autant du moins que ces mots n'auront pas été, au préalable, rigoureusement définis.

Le sujet à traiter, ramené à son expression la plus simple, se présente ainsi : Un homme peut avoir sa volonté, être libre dans le sens philosophique du mot, par suite responsable ; et l'action qu'il aura librement commise, puisqu'il l'aura commise volontairement, aura été commise dans de telles conditions, que la loi déclare l'auteur irresponsable et l'action non libre à ses yeux. Cet énoncé, tout contradictoire qu'il semble, est pourtant l'expression exacte de la position vraie du dément inculpé ; la contradiction existe dans les mots, non dans les idées, et c'est de là que viennent tous les malentendus. Il ne faut pas confondre la responsabilité morale, conséquence du libre arbitre, avec la responsabilité et la liberté devant la loi, parce que la loi morale ne doit pas plus se confondre avec la loi sociale, que les droits naturels de l'individu, ses droits imprescriptibles, avec les droits que lui confère la société.

Dans un premier paragraphe, jetant un coup d'œil sur les points de la morale générale qui importent à notre travail, nous dirons quelques mots de la conscience morale, de l'espèce de responsabilité dont l'action est revêtue, qui est soumise à son appréciation, et de l'éducation morale.

Le second paragraphe contiendra l'étude de quelques considérations sur la morale appliquée, sur la morale s'exprimant par les lois de la société ; nous envisagerons l'action commise, au point de vue de la liberté et de la responsabilité, que la loi lui impute comme caractères essentiels.

Enfin, dans un dernier paragraphe, nous rechercherons quelle est au fond la position réelle que la loi fait au dément. Après avoir examiné si la lésion cérébrale n'est pas à considérer dans l'appréciation de la valeur morale des actions de l'aliéné, nous verrons si le régime spécial auquel il est condamné n'est pas assimilable en tous points au régime des maisons de force, si par conséquent ce n'est pas un véritable mode de châtiment.

PARAGRAPHE Ier.

DE QUELQUES POINTS ESSENTIELS DE MORALE GÉNÉRALE.

La morale est l'essentielle partie pratique de la philosophie, qui, de la connaissance de l'homme intelligent, cherche à s'élever à la connaissance du but qu'il doit en ses actions se proposer d'atteindre, et, comme conséquence à établir, à formuler la loi morale, c'est-à-dire une règle unique, à laquelle il doive toujours conformer toutes ses actions.

Nous rappellerons simplement ici quelques-uns des principes de la morale, ceux sur lesquels nous aurons à baser nos conclusions.

Chacune de nos actions volontaires est rattachée, comme effet, à une cause au moins venue de notre intelligence, c'est le motif de l'action ; chaque action en outre, étant un phénomène, sert de cause déterminante à un effet au moins, qu'on appelle sa cause finale. Tout phénomène physique, étant nécessaire, tend nécessairement, l'action de l'homme libre, tend librement à sa cause finale. Le rapport qui rattache le phénomène nécessaire à l'effet qu'il détermine fatalement s'exprime par une formule que notre intelligence appelle une *loi*, les lois physiques sont nécessaires ; le rapport qui rattache l'action libre de la volonté à l'effet conséquent que cette action déterminera est exprimé par ce que nous appelons la *loi morale;* l'homme est libre, cette loi n'a plus le caractère de nécessité des lois physiques, elle est obligatoire ; l'homme doit toujours se déterminer à agir, de telle façon que l'effet conséquent de son action soit avec l'acte lui-même dans le rapport formulé par la loi morale. Disons ici que la loi morale, exprimée d'une façon absolue, pouvant s'appliquer à tous les actes de la vie, prescrit de faire le bien ou plutôt le devoir, c'est-à-dire ce que nous croyons être le bien et qui, évidemment, peut bien ne pas l'être toujours, à cause de l'imperfection de notre intelligence sujette à l'ignorance et à l'erreur.

L'idée du bien est le fondement nécessaire de toute morale ; la morale ayant pour but de prescrire à l'homme de faire toujours ce qu'il croit être le bien, la condition essentielle est que l'homme ait une idée au moins de ce que peut être le bien et surtout l'idée que le bien existe. Nous ne parlerons pas du bien absolu, du bien en soi, duquel l'homme ne peut avoir d'autre idée que simplement celle de son existence ; il doit agir toujours suivant ce qu'il croit être le bien ; l'éducation morale a pour but de l'élever de plus en plus à connaître une partie plus grande du bien tout entier, une partie plus grande proportionnellement, non au bien absolu, mais à sa connaissance antérieure.

I. De la conscience ou sens moral.

Dans le cours de ce travail, nous avons souvent employé le mot *conscience,* pour représenter la perception immédiate interne, par laquelle le *moi* connaît de tous les phénomènes psychiques, intérieurs ; de la même manière que, par la perception médiate externe conséquence de leur action sur les sens, il connaît des phénomènes physiques, des phénomènes du monde extérieur. Nous reviendrons à peine sur ce point, que la connaissance par la perception interne est d'une autorité non contestable, aux mêmes titres exactement que la perception par les sens.

L'expression de *conscience,* de *sens moral,* s'entend le plus ordinairement de la perception spéciale, par laquelle nous connaissons de nos sentiments moraux, de la valeur de nos résolutions, jugées au point de vue du bien ou du mal, comme caractère à elle appartenant ; évidemment le sens intime juge aussi des phénomènes intellectuels et c'est lui qui apprécie leurs caractères de vérité ou d'erreur ; en morale, on envisage le sens intérieur sous une seule de ses faces ; du reste, tout ce que nous avons dit de la conscience, par laquelle se fait l'observation de chacun en soi-même, s'applique à la conscience morale proprement dite.

Toutes les fois que nous agissons, le résultat de notre action est un phénomène de sensibilité, par conséquent accompagné nécessairement ou de plaisir ou de peine; les phénomènes que nous pourrions appeler *indifférents,* à cause de l'état dans lequel l'action laisse notre sensibilité, sont la conséquence de l'habitude; nous ne percevons rien ou nous n'avons conscience de rien percevoir, soit parce que notre sensibilité s'est émoussée, soit parce que notre intelligence ne connaît pas, ne faisant pas attention, d'un fait indifférent et restant trop en deçà des termes de comparaison, auxquels nous avons coutume maintenant de rapporter les faits sensibles, que nous disons bons ou mauvais; tout à l'heure nous développerons cette donnée, en parlant de l'éducation.

La faculté que nous avons d'apprécier ainsi le résultat de notre action, agréable ou désagréable, est évidemment conséquence de notre organisation; et, si nous n'avons pu légitimement établir l'existence réelle en nous de la sensibilité physique, que parce que nous avons, par expérience, acquis la connaissance des perceptions par les sens, pour nous bonnes et mauvaises, l'existence de la conscience morale sera une connaissance aussi légitime, puisque cette existence est établie par induction de la connaissance expérimentale des faits: nos actions sont au moins aussi souvent pour nous causes déterminantes d'un phénomène de perception interne, satisfaction ou mécontentement, que causes d'une sensation physiologique agréable ou pénible. Ce que nous venons d'avancer est si évident, que nous aurons l'air sans doute de tomber dans la simplicité triviale; cependant, si évident que cela paraisse, cela a été contesté; d'ailleurs les principes ne peuvent que gagner à être présentés sous une forme qui saisisse l'esprit par l'évidence, et le principe le plus essentiel de la morale doit être l'existence incontestable de la conscience morale.

La conscience existe, et son existence ne peut être mise en doute un seul instant; c'est par elle qu'est née en nous l'idée du bien et du mal, et c'est elle qui nous permet d'apprécier, c'est elle qui apprécie en nous ce qui est bien et ce qui ne l'est pas; de même que c'est notre sensibilité physique qui nous a donné l'idée d'agréable et que c'est par elle que nous jugeons ce qui est et ce qui n'est pas tel. La conscience morale est la conséquence, l'attribut, une des facultés innées de notre organisation; ce n'est pas l'éducation qui la fit naître en nous; l'homme, avec sa conscience, n'est pas un être modifié, transformé par la vie sociale, tout au plus l'éducation a-t-elle concouru au développement de la faculté, mais jamais elle n'eût été capable de la faire plus naître en nous, que nous ne serons jamais capables, avec tous les moyens par lesquels notre intelligence est en rapport avec celle de l'aveugle, de faire naître en lui une idée sur ce que peut être une couleur, le rouge ou le bleu. La conscience se retrouve au fond des natures les plus perverties: chez les filles publiques les plus débauchées, qui vont à la Gaieté verser des larmes d'attendrissement et applaudir le dévouement héroïque de l'innocence, qui préfère la mort au déshonneur; chez les peuples les moins civilisés, les plus sauvages, qui ont un code de morale, si peu avancée qu'elle soit, qui prouve au moins qu'ils ont la conscience du bien et du mal, qu'ils savent apprécier la différence morale de l'un et de l'autre, et qu'ils sentent que le bien est le but auquel ils doivent, comme nous, s'efforcer d'arriver.

Que si on nie l'existence de la conscience ou de l'autorité de son témoignage, la liberté humaine n'existe pas: l'homme est libre! mais c'est sa conscience seulement qui prouve qu'il a du pouvoir sur ses actions, surtout sur ses résolutions, au lieu d'être le jouet d'une aveugle fatalité.

Nous insistons un peu longuement sur ce point, parce que l'étude de la conscience rentre directement dans le sujet que nous traitons; bientôt nous parlerons de la morale sociale, de la loi, de la pénalité, toutes inventions humaines, calquées autant que possible sur la morale absolue, dont la conscience est le principe et le flambeau.

Donc sa conscience a donné à l'homme l'idée du bien; elle lui donne l'idée que le bien est le but auquel doivent tendre toutes ses actions; c'est elle encore qui pèsera dans la délibération pour que l'action soit résolue dans le sens du bien, pour que l'individu se résolve à accomplir son devoir, à faire ce que son intelligence juge être le bien. Enfin, l'action accomplie, ce sera la conscienc equi dira à l'homme s'il a fait le bien ou le mal.

Tout à l'heure nous parlerons de la connaissance du bien, de l'éducation; voyons comment s'exprime, l'action accomplie, l'intervention de la conscience.

L'homme est libre, c'est-à-dire connaissant le bien et le mal, à même d'agir en commettant une action bonne ou une action mauvaise; il est responsable, l'action commise, il doit en supporter les conséquences; c'est ici surtout qu'il est. essentiel de s'entendre. L'homme est responsable de son action devant sa conscience, cela veut dire que les conséquences qu'il aura à supporter lui viendront de sa conscience. S'il a bien fait, le résultat conséquent s'exprimera par un sentiment de bien-être, de satisfaction intérieure, constituant une véritable récompense; s'il a mal fait, deux cas peuvent se présenter: il a fait mal, indépendamment de sa volonté, à cause de circonstances qui ont empêché l'exécution d'atteindre le but résolu; ou par erreur, ayant pris le mal pour le bien. Dans ce cas certes, la satisfaction de la conscience, qui suit une bonne action, ne sera pas ce qu'elle eût été s'il avait réussi, parce que, toutes les fois que nous nous trompons, nous éprouvons un mécontentement intérieur (conscience connaissant des faits intellectuels, du vrai et du faux) qui vient tempérer la satisfaction qu'il doit éprouver d'avoir voulu le bien; mais, si la récompense est diminuée, du moins jamais la conscience de l'homme ne le punira pour n'avoir pas réussi, de même que non plus jamais il n'éprouvera la satisfaction intérieure si caractéristique, si douce, quand il lui arrivera par hasard de faire le bien, dans le moment où il cherchait à faire le mal. Et il en est ainsi, parce que la liberté humaine s'exprime surtout dans l'action qui constitue la détermination ; l'homme est absolument libre non d'exécuter, mais seulement d'avoir l'intention d'exécuter. Dans l'exécution, à mesure que les obstacles grandissent, sa liberté diminue ; la conscience de l'individu est le criterium absolu de la valeur morale de son action, et elle ne s'applique jamais à punir ou à récompenser que la détermination, le fait libre par excellence. Nous verrons, à propos de la morale sociale, en quoi la responsabilité devant la loi diffère de la responsabilité devant la conscience. Le second cas, le voici : l'individu a fait mal, non par erreur ou ignorance, mais sciemment, malgré la voix de sa conscience ; la conscience le punit, en le plaçant sous l'impression d'un état pénible de la sensibilité, le remords, nécessaire, qui s'impose, qui est proportionné, comme la récompense, à la valeur morale de l'action.

Admirable organisation de notre sensibilité morale, la meilleure preuve sans doute que l'homme doit avoir pour but de se perfectionner. En même temps qu'en nous se trouve le pouvoir de reconnaître, de sentir, d'apprécier le bien et le mal, en nous se trouve aussi la puissance qui, sans qu'il nous soit permis de l'éviter, nous pousse malgré nous en avant, en même temps qu'elle cherche à nous retenir, quand nous voulons regarder en arrière. Punir pour punir, récompenser pour récompenser, et agir ainsi pour amener peu à peu l'individu, et par suite l'humanité, à un plus grand développement moral : tel est, semble-t-il, le rôle admirable que joue au vis-à-vis de nous la conscience.

II. De l'éducation morale.

Par la conscience, l'intelligence a la connaissance que le bien moral existe, et que c'est le but auquel doivent tendre toutes nos actions ; c'est par elle que nous devons acquérir la connaissance de ce que c'est que le bien, non le bien absolu, évidemment au-dessus de notre imperfection, mais ce qui constitue, une action étant à commettre, le bien le plus près du bien absolu dans cette action, la meilleure manière d'agir. Par la conscience encore, nous savons qu'il est obligatoire pour nous de chercher à nous élever le plus possible dans la connaissance de ce qui est le bien ; cette connaissance formulée constitue le code de la morale : elle est le fait évidemment de la faculté intelligence, et s'acquiert par l'éducation morale; de la même manière justement que par l'éducation physique, nous arrivons à connaître d'une façon plus parfaite des phénomènes qui frappent nos sens, et que, par l'éducation intellectuelle proprement dite, qui porte le nom d'instruction, nous arrivons à juger, raisonner, enfin connaître des choses abstraites, d'une façon plus complète, plus précise, moins fatigante, et surtout plus prompte, l'étude des abstractions nous apprenant à nous servir, avec méthode et seulement à propos, du pouvoir que nous avons d'être attentif.

Nous ne reviendrons pas sur ce point, que la périodicité est une loi nécessaire, démontrée par l'observation expérimentale, de notre organisation morale et intellectuelle, comme de notre organisation physique. Tous les faits en nous attribuables à l'activité, à l'intelligence et même à la sensibilité (de laquelle on peut dire que l'habitude l'émousse), tendent, sans exception, à devenir faits d'habitude, après avoir été plus ou moins longtemps faits réfléchis, volontaires. L'éducation en général consiste à plier l'individu à certaines habitudes plutôt qu'à certaines autres, à l'amener à agir ou à penser par habitude, spontanément, suivant un sens plutôt que suivant un autre sens, à percevoir nettement des phénomènes qui frappent sa sensibilité plutôt au sujet de ceux-ci que de ceux-là. L'éducation morale, comme toute éducation, celle même de la sensibilité physique, s'adresse à l'intelligence, et consiste dans un développement plus complet de la faculté que nous avons de connaître des éléments, soumis à la connaissance de notre entendement par la conscience. L'éducation morale apprend à l'homme ce qu'il doit considérer comme étant le bien, et, l'exerçant à juger de ce qui mérite cette qualification et de ce qui ne la mérite pas, le rend plus délicat, lui donne, par l'habitude, plus de tact à apprécier ce qui est le bien ou le mal, ce que du moins son intelligence dit être tel. Tous les éléments fournis par l'éducation sont des connaissances qui serviront à éviter l'erreur, lorsqu'il s'agira ultérieurement pour l'intelligence d'édifier des jugements sur des idées du même genre, venues par la même voie; les connaissances acquises par l'éducation, venues par la conscience, venues de l'action du sens moral, constituent ce que nous appelons les principes de l'éducation.

Notre intelligence a la connaissance que nous avons des devoirs et la connaissance de ce en quoi consistent ces devoirs; cette dernière connaissance nous vient de l'éducation morale, qui est d'autant plus complète que nos devoirs sont mieux définis dans notre esprit. La connaissance que nous avons des devoirs (c'est-à-dire un mode d'action qui nous soit imposé), venant de la conscience, est antérieure à toute éducation, et pourrait exister en dehors de toute modification éducatrice. De là concluons de suite qu'un homme, dans ses actions, agira suivant le bien, d'autant plus souvent qu'il aura une connaissance plus précise, non que des devoirs lui sont imposés, mais de ce en quoi consistent ces devoirs, d'autant plus souvent qu'il aura une plus complète éducation morale. Disons un mot de ce qu'on doit entendre par droit. Souvent, on l'a répété, il n'y a pas de devoirs sans droits, et *vice versa;* la conscience fournit à chacun la connaissance qu'il a des droits en même temps que celle qu'il a des devoirs. Si j'ai un devoir, c'est que quelqu'un, individu ou collection d'individus, avait le droit de m'imposer ce devoir; si je dois accomplir ma destinée, c'est-à-dire vivre dans les conditions normales de mon individu, si ce devoir m'a été imposé par Dieu, c'est qu'il avait le droit de me l'imposer. Mais, si j'ai le devoir d'accomplir ma destinée, nul n'a le droit de s'y opposer, j'ai droit à exiger que nul n'entrave l'accomplissement de mon devoir; de même tous mes semblables, ayant des devoirs, ont des droits que je dois respecter. L'éducation morale nous apprend quels sont nos devoirs, quels sont aussi nos droits. L'idée de devoir étant née en nous par la conscience, il n'est pas douteux que ce soit elle aussi qui ait donné à chacun l'idée qu'il a des droits; seulement, comme il n'est pas prouvé que la conscience ait fait naître en nous l'idée de droit avant celle de devoir, c'est un assez mauvais système d'éducation de commencer par apprendre aux individus qu'ils ont des droits, ce qui est très-flatteur pour leur amour-propre, avant de leur apprendre qu'ils ont des devoirs, moins agréables à envisager. Sur la notion de droit et de devoir est basée toute législation, la loi obligatoire n'étant que l'expression déterminée de ce qui constitue le droit et le devoir de chacun.

Toute éducation doit façonner l'individu aux exigences du milieu dans lequel il a le devoir de passer sa vie; le plus souvent, on est en droit de dire qu'elle le perfectionne; mais elle peut arriver à un résultat tout opposé. Ainsi, en matière de sensibilité physique et morale, s'émousse peu à peu le sentiment de répulsion que chacun éprouva, les premières fois qu'il mit les pieds dans un amphithéâtre de dissection; ainsi les créoles s'obtusent le sens du goût au point de n'être plus impressionnés que par le pigment et les assaisonnements du même genre. Et, s'il n'en était ainsi, si l'éducation ne pouvait amener ce résultat, concevrait-on les professions d'abatteurs d'animaux, de vidangeurs, etc.? Ce que l'éducation en matière de sensibilité physique, de perception, de connaissance par les sens, peut donner de résultats opposés (perfectionnement, émoussement), elle peut aussi le donner en matière de sensibilité morale, de connaissance par la conscience; et, outre qu'on rencontre des individus qui n'ont que des notions mal assises de ce qui est le bien, parce qu'ils sont dans l'ignorance ou dans l'erreur, n'ayant jamais reçu d'éducation morale ou seulement une éducation vicieuse; on en rencontre d'autres qui, malgré les principes inculqués, s'enfoncent, descendent peu à peu, quelques-uns jusqu'au dernier échelon du mal, parce que sous l'influence active de leurs passions et des milieux qu'ils respirent, ou bien leur sensibilité s'obtuse, leur conscience s'émousse et cesse de faire entendre sa voix, ou bien leur intelligence ne juge plus d'actions qui sont devenues des habitudes tout à fait en dehors de l'influence de l'intelligence et de la conscience, de la volonté enfin. Ils font mal sans le savoir, nécessairement, d'instinct, par habitude.

La conscience de l'auteur est, avons-nous dit, le criterium le meilleur de la valeur morale de l'action, et l'individu n'est responsable devant sa conscience que de la liberté dont il a fait acte en se déterminant; est coupable celui-là seul qui fait le mal sciemment. L'homme n'est donc pas coupable aux yeux de sa conscience, qui fait mal par défaut ou par vice d'éducation? Évidemment non; sa conscience ne lui reproche rien; après tout, l'éducation reçue par chacun de nous n'a pas dépendu de lui; si la conscience de quelqu'un doit se reprocher le mal qu'il commet, c'est la conscience de ceux qui n'ont pas donné à l'auteur de la mauvaise action une éducation morale capable de l'empêcher de commettre cette action.

Telles sont les données de la morale théorique, l'homme n'est pas coupable devant sa conscience en dehors des cas où il a des remords; or, une mauvaise action commise, l'ignorance ou la perversion morale d'un homme, loin que sa conscience élève la voix, le pousse à recommencer sans hésitation; l'action cependant est préjudiciable à un ou plusieurs membres de la société, la société interviendra, parce qu'elle doit intervenir, au nom de la justice, les droits, les intérêts de tous devant être respectés. De là nécessairement interprétation nouvelle à faire de la valeur de l'action; l'acte que la conscience ne punit pas est pourtant mauvais; l'individu qui n'a nul repentir, nul remords, est pourtant responsable. Nous allons voir, dans les applications de la morale à l'état de société, quelle différence de sens il faut attacher aux mêmes mots, suivant qu'on les considère au point de vue de la conscience ou au point de vue de la loi.

PARAGRAPHE II.

DE LA MORALE SOCIALE.

Le devoir et l'obligation de l'accomplir est, rigoureusement parlant, le seul précepte moral imposé à l'homme : faire ce qu'il croit être le bien. Mais, outre l'intention d'accomplir son devoir, l'homme, avons-nous dit, a un autre but à se proposer : connaître ce qui, étant le bien, doit pour lui constituer le devoir. C'est à la partie de la morale qu'on peut appeler morale appliquée qu'appartient la détermination précise, faite en termes moins généraux que la prescription fondamentale, de ce qui, dans tel ou tel ordre d'actions, sera la réalisation du but qu'il est obligatoire à l'homme de s'imposer. La morale pratique est un corps de préceptes formulés par l'expérience et que l'individu est censé connaître, du moins dans leurs indications fondamentales, si incomplète qu'ait été son éducation, du moment qu'il est possible de dire de lui qu'il a reçu une éducation morale. Notons ici qu'il n'est aucun homme dans la société, auquel les rapports avec ses semblables, de quelque nature qu'aient été jusque-là ces rapports, ne constituent, à un moment donné, une éducation antérieure.

Nous n'avons point à nous occuper de toutes les applications de la morale; nous allons jeter un coup d'œil sur les rapports de l'individu avec la société et les autres membres qui la constituent avec lui. Nous serons forcé de parler un peu de la loi, des droits et des devoirs qu'elle consacre et impose, afin d'arriver à l'examen de la liberté qu'elle admet et confère à chacun. Enfin nous établirons, à propos de la pénalité ou sanction de la loi, quelques points nécessaires à l'examen que nous devons faire, au paragraphe suivant, de la position exceptionnelle que la loi crée au dément.

I. De la société et de l'individu dans la société.

Les philosophes du XVIIIe siècle se sont beaucoup occupés de la question de l'origine des sociétés ; de fait c'est une question qui jamais ne se résoudra historiquement que par conjectures ; il serait plus rationnel de rechercher quelles modifications l'homme a pu recevoir de la vie en société et par suite quelles sont, dans sa nature, les raisons d'être de cet état, qui, l'esprit le conçoit, a bien pu ne pas être son état primitif. Quelle que dût être la solution, motivée rationnellement, du problème ainsi posé, nous dirons que, quand la longueur et la faiblesse de son enfance, comparée à celle de tous les animaux qui se séparent de leurs familles, ne suffiraient pas à prouver que ses parents lui sont utiles trop longtemps pour qu'il pût jamais les oublier, l'état d'isolement aurait placé l'individu dans de telles conditions, que son intelligence eût été aussi incapable de développements que sa sensibilité morale, et si l'homme est incontestablement supérieur à cause de ses facultés développées, il était fatalement voué à l'état seul capable de lui créer cette supériorité de perfectionnement. Nous n'entendons nullement attaquer les hypothèses qui attribuent l'origine de la société à la convention, à l'égoïsme ou à la famille ; nous voulons simplement dire que l'homme est un animal éminemment sociable, et que les tendances si évidentes de la nature de tous les membres de la société actuelle font très-bien concevoir que l'individu se soit, dans l'origine, rapproché de ses semblables. Quoi qu'il en soit, partout où il vit, l'homme vit en société, partout il a une conscience et en même temps conséquemment une éducation morale quelconque ; la vie en société est donc l'existence normale de l'homme, comme l'association est le normal mode d'existence du castor et de la fourmi.

Réunis pour constituer une société, tous les individus de forces inégales (différences individuelles des forces physiques, intellectuelles), après bien des luttes enregistrées dans l'histoire, en sont arrivés, dans les États les plus civilisés du monde, après l'avoir transitoirement modifié peu à peu, à renverser complétement l'ordre de choses établi jusque-là. Dans les sociétés constitutionnelles, un principe convenu sert de base à toute l'organisation; ce principe proclame que tous les individus sont égaux devant la loi, et conséquemment : 1° que nul n'a le droit de se faire justice lui-même, parce que cet acte individuel serait évidemment entaché d'inégalité, conséquence de l'inégalité des individus; 2° que c'est la société qui se charge du redressement de tous les torts. La justice, c'est la société, le pouvoir constitué par chacun ou plutôt représentant chacun des individus, et faisant respecter par les uns les droits des autres, c'est-à-dire forçant tous à accomplir leurs devoirs de membres de la société; droits et devoirs tous, comme principe, censés connus de chacun et tous spécifiés dans l'expression promulguée de ce qui constitue le bien à faire, le mal à éviter, spécifiés dans la loi, morale pratique de l'ordre social, prescrivant comme obligatoire non le bien, mais le juste, c'est-à-dire seulement ce qui n'est pas le mal.

II. Des droits et des devoirs dans la société, de la loi.

Supposons l'hypothèse de Jean-Jacques, et admettons que l'état de société soit un état conventionnel, une convention entre tous les individus et reposant sur un contrat signé de tous. Dans cette supposition, chacun est censé avoir contribué à la rédaction de l'acte, qui en profite ou qui en a profité; ainsi même l'enfant, parce qu'il a joui de la protection et de tous les avantages de l'association, jusqu'au moment où il pourrait faire acte de sa raison, en récusant son intervention directe.

Chacun est associé à tous les autres, dans son intérêt bien entendu ; il est doué d'une organisation physique et morale dont l'existence se traduit pour lui par des besoins que l'association doit le mettre à même de satisfaire mieux qu'il ne lui serait possible dans l'état d'isolement. Le contrat d'après lequel sera réglé le mode de satisfaction permis à chacun devra reposer sur la connaissance des besoins essentiels de l'homme. En tête de toute constitution, avant la lettre, on a coutume d'établir quels sont les droits de l'homme, et par là, puisque toute la législation a pour but uniquement d'établir ses droits, on entend les droits imprescriptibles de l'homme, ceux qui, n'étant point basés sur la convention, sont naturels, si on peut ainsi parler, lui appartenant comme homme et non comme membre de l'association, et sont inaliénables, parce qu'ils reposent sur quelque chose que la convention ne peut atteindre; ces droits n'ayant point été donnés à l'individu par la société, l'association, le contrat n'a nullement le droit, le pouvoir légal, de les lui retirer. Les droits imprescriptibles sont ceux que la connaissance de l'homme démontre à lui appartenir, de satisfaire les besoins essentiels de sa nature, desquels la satisfaction est indispensable à la conservation de son existence, que la société protége, mais ne lui a pas donnée. Quand nous traiterons la question de la pénalité, nous dirons comment il nous semble que la distinction n'est peut-être pas aussi tranchée qu'il paraît entre les droits dits inaliénables et ceux que la société peut enlever à l'individu.

Les autres droits du membre de l'association, ainsi que tous les devoirs qu'elles lui imposent, tendent : 1° à le mettre dans de telles conditions qu'il puisse satisfaire ses besoins naturels ou acquis par l'influence du milieu social; 2° à le forcer à respecter les droits des autres, que la loi doit protéger, par la raison qu'elle protége les siens.

Membre d'une société, j'aurai évidemment beaucoup plus de devoirs à remplir que de droits à faire respecter, puisque mon intérêt individuel n'est qu'une partie infime de l'intérêt général. Certains utopistes concluraient sans doute de là que l'état sauvage serait préférable, et ils seraient dans l'erreur; car, dans l'état sauvage, j'aurais bien moins les moyens de satisfaire mes besoins. Il est vrai, dira-t-on, je n'aurais plus de devoirs! Mais, grâce à l'éducation, ces devoirs sont devenus pour moi très-faciles; l'acte par lequel je les remplis est presque toujours un fait d'habitude, et je n'ai pas même, le plus souvent, conscience de l'effort accompli, de la gêne imposée.

La loi est la morale écrite de la société; elle exprime comment, en chaque cas particulier, l'individu doit agir; l'espèce de l'action indiquée, prescrite ou autorisée, exprimant que cette action, si elle est de l'intérêt de l'individu, est compatible avec les exigences de l'intérêt général, qu'elle ne porte pas atteinte suffisante à l'intérêt des autres, et l'espèce de l'action défendue par la loi, exprimant au contraire que cette action serait attentatoire aux intérêts, que la loi doit protéger, bien qu'elle pût être utile ou agréable à l'individu.

La loi est une expression morale incomplète; elle ne prescrit pas de faire le bien, mais seulement ce qui n'est pas le mal: aussi la prescription imposant moins, la sanction doit être plus rigoureusement appliquée. De même que la morale n'est imparfaite qu'en ce qui concerne la détermination de ce qui est le bien, la loi est nécessairement imparfaite, son but étant de déterminer ce qui est le juste; car exprimer le juste absolu est aisé : ne pas faire à autrui ce que vous ne voudriez pas qu'il vous fît à vous-même. Mais préciser comment on arrivera au juste, en chaque cas, est aussi impossible à déterminer d'une façon absolue que ce en quoi consiste toujours la meilleure manière d'arriver au bien.

Le fondement nécessaire de la morale est que l'individu ait l'idée du bien, et que son éducation lui ait appris plus ou moins complétement en quoi il consiste, ce qui est le bien. Le précepte fondamental de la société, sans lequel il lui serait impossible d'exister, puisqu'elle n'existe que par la loi, c'est que chacun ait l'idée du juste (et tout individu ayant l'idée du bien a nécessairement l'idée du mal et de ce qui n'est pas le mal) et aussi l'idée de ce qui est le juste; pour résumer par une formule : La société n'est possible que si chacun est censé connaître la loi.

Disons encore que, si la conscience n'applique jamais sa sanction qu'à la détermination, si l'action proprement dite, et par conséquent son résultat, ne sont jamais, comme la résolution, causes déterminantes du remords ou de la satisfaction intérieure, la sanction de la loi ne s'adresse jamais qu'à l'action : l'acte tire bien tous ses caractères de gravité de l'intention; mais la loi ne peut, comme la conscience, juger de l'intention à coup sûr; la justice est exposée aux tâtonnements, à l'erreur, en remontant par induction à la recherche de l'intention ; aussi il faut que l'action soit caractéristique, par conséquent que l'intention se soit exprimée, pour que la loi punisse. Un homme ne peut être puni d'une intention mauvaise qu'il avoue même avoir eue; il faut, pour que loi l'atteigne, qu'il y ait eu commencement d'exécution, d'action proprement dite.

Enfin ajoutons que la loi, ne prescrivant que le juste, n'a qu'un mode de sanction, la punition; celui qui a obéi à la loi n'a pas fait le bien, seulement il n'a pas fait le mal; il ne doit pas être puni, mais non plus ne mérite-t-il pas d'être récompensé.

III. De la liberté devant la loi.

Après ce que nous avons dit du libre pouvoir, en parlant de l'effort, au paragraphe de la volonté, et après ce que nous avons dit du libre arbitre ou libre vouloir, à la fin de la 1re partie, quelques mots suffiront ici pour établir la distinction nécessaire à concevoir, afin de comprendre les nuances de la responsabilité. Philosophiquement et d'une manière absolue, celui-là est libre qui, dans l'action, fait acte de volonté; sur le libre arbitre repose toute la morale, la justice, la loi, et par elle la société; aussi la loi proclame-t-elle la liberté humaine. Mais, outre la liberté d'intention, tout entière dans l'expression d'un fait de l'intelligence, qu'il y ait même erreur, même ignorance, il est une autre espèce de liberté reconnue, protégée, sanctionnée par la loi, qui étend ou resserre son champ d'action; cette liberté, qui implique évidemment aussi la préalable intervention de l'intelligence dans la délibération, c'est la liberté dans l'action. Le libre vouloir peut exister sans le libre pouvoir, mais le libre pouvoir n'existe que parce que le libre vouloir exista antécédemment, et même existe encore. Quand je pense, je fais acte de mon libre arbitre ; quand j'agis, dans le cas où mon action est volontaire, outre que je fais usage de mon libre arbitre, je fais acte de la liberté que dans la société la loi me confère, liberté de pouvoir, toujours en raison directe de mes forces, de mes moyens, et en raison inverse des résistances venues des choses qui m'entourent, et des résistances qui peuvent être suscitées ou amoindries par la société, par le pouvoir qui la représente.

Le libre arbitre, le libre vouloir, la liberté de penser, qu'il ne faut pas confondre avec la liberté d'exprimer sa pensée, est une liberté absolument appartenant aux actes de l'individu et dont nul ne peut le priver ; tandis que la liberté dans l'action, la liberté devant la loi, c'est-à-dire celle dont la loi dit qu'un homme en a plus ou moins, peut être enlevée à l'individu en totalité ou en partie ; d'ailleurs c'est toujours une liberté limitée. Pourquoi est-ce toujours la liberté d'action de l'individu que la justice considère? D'abord parce qu'il ne lui est possible de juger l'intention, que la conscience de chacun juge directement, qu'en s'élevant, de la connaissance de l'action et de la liberté qu'elle porte comme caractère, à la connaissance vraisemblable de l'intention qui la dicta ; ensuite et surtout, parce qu'en basant la responsabilité, et par suite la culpabilité qu'elle impute à l'un de ses membres, sur la constatation de son libre pouvoir au moment de l'action, la société garantit à l'individu l'intégrité des droits qu'elle ne lui a pas donnés et qu'elle déclare imprescriptibles et inaliénables. Nous développons notre idée en prenant un exemple : le pistolet à la main, un misérable vous contraint à un crime; la loi déclare que vous n'êtes pas coupable (Code pénal, art. 64), que vous n'êtes pas responsable, que vous n'étiez pas libre, ayant été contraint par une force majeure à laquelle vous n'avez pu résister ; et pourtant, s'il est vrai que parfois la violence physique n'ait pu laisser à l'individu nul moyen de résistance, le plus souvent la violence est une simple pression morale, très-forte il est vrai, mais ne pesant, avant l'action, dans la délibération intellectuelle que comme motif d'importance majeure, mais éliminable : ainsi auriez-vous pu faire acte de liberté en vous laissant assassiner, plutôt que d'accomplir ce qu'on exigeait de vous. Vos jours sont menacés : la loi considère que, dans l'action, vous avez perdu cette liberté qui vous eût fait frapper par elle, parce que la société ne peut avoir le pouvoir d'exiger que l'individu lui sacrifie d'autres droits que ceux qu'elle lui a conférés ; la société ne peut imposer à l'individu le devoir de lui sacrifier ses droits imprescriptibles, son existence, qu'elle protége sans doute, mais qu'elle ne lui a pas donnée. C'est là certainement une des raisons d'être de l'article 64, qui s'applique à l'individu, toujours, et même dans les cas où la pression, ne lui ayant pas fait perdre, par l'émotion, le pouvoir de réfléchir, il a commis un acte volontaire à tous les chefs, lequel seulement ne sacrifiait pas un droit à la conservation duquel chacun de nous a quelque raison de tenir, le droit à l'existence.

IV. De la responsabilité devant la loi.

L'homme, libre devant sa conscience, est responsable de son intention ; l'homme, libre devant la loi, est responsable de son action, mais n'est responsable que dans le cas où, ayant son libre arbitre, il avait en même temps sa liberté d'action.

Le couteau sous la gorge, un malheureux a été forcé d'en assassiner un autre ; pour les raisons que nous venons d'énumérer, la loi déclare qu'il n'était pas libre, et qu'il ne peut être considéré comme coupable, n'étant pas responsable ; et pourtant, conséquence de la conservation de son libre arbitre, cet infortuné, honnête homme, bourrelé par les remords de sa conscience, qui lui reproche d'avoir commis une lâcheté dans l'intention de conserver la vie, ira bientôt tristement terminer ses jours dans un hospice d'aliénés.

Conséquence : devant la loi, l'homme peut n'être pas responsable de son action, et, libre de fait au moment où il l'a commise, parce que nul ne peut porter atteinte à son libre arbitre, rester pourtant responsable au vis à vis de sa conscience.

Dans le précédent paragraphe, nous avons vu que l'homme qui fait mal par erreur ou ignorance n'est moralement pas responsable, puisque l'état de la conscience est le criterium de la valeur de l'action, et qu'elle ne lui reproche rien. Devant la loi, la question de la responsabilité ne se présente pas si simplement : la loi doit protéger la société, veiller à ce qu'aucun des intérêts de chacun ne soit compromis; ensuite elle part de ce principe, sans lequel la loi serait inutile, qu'elle n'est censée ignorée par personne. Si un individu, cherchant à faire bien, ou du moins ne cherchant nullement à faire mal, fait tort à son semblable, il est responsable, répréhensible par la loi, pour n'avoir pas fait suffisamment attention à respecter les intérêts d'autrui; ensuite, quoique sa conscience ne lui reproche rien, il doit payer les dégâts, parce que, d'après le principe que tous les intérêts de chacun sont également respectables, il est bien plus juste que celui-là répare le dommage qui l'a commis involontairement, mais par maladresse, que celui qui le supporterait à son défaut, n'ayant commis ni acte de volonté, ni maladresse. Volontairement ou non, celui-là est responsable des suites de son action, qui l'a commise. Si un individu fait mal, parce qu'il ne connaît pas la loi, évidemment moins coupable que celui qui aurait fait volontairement mal, malgré la défense, il est cependant coupable aux yeux de la justice.

Conséquence : devant sa conscience, l'homme peut n'être pas responsable, et cependant être atteint et frappé d'une peine par la loi.

Donc, étant établis les points suivants : Celui-là est coupable qui a fait mal, étant responsable de son action; celui-là est responsable de son action, qui l'a commise étant libre; évidemment deux sens différents seront applicables aux mots responsable et coupable, suivant l'espèce de liberté dont la responsabilité sera la conséquence. Les deux libertés qui créent à l'action son caractère de responsabilité sont : le libre vouloir ou liberté devant la conscience, et le libre pouvoir, liberté devant la loi. Le mot volonté étant synonyme de libre arbitre, mais nullement de liberté devant la loi, de liberté dans l'action ; si l'on veut bien se rappeler ce que nous avons dit, au commencement de cette troisième partie, sur la manière dont la Cour de cassation a arrêté que toujours devait être posée la question de culpabilité du dément, on trouvera sans doute que nous sommes en droit de conclure de tout ce qui précède :

1° Que la question est toujours posée au jury d'une façon très-malheureuse ;

2° Que le mot *volontairement*, le plus souvent employé, n'est pas dans son vrai sens, puisque c'est le libre arbitre qu'il rappelle et non la liberté dans l'action, non la liberté entendue par la loi ;

3° Qu'il ne serait point, tout au contraire, inconciliable et illogique de poser toujours la question de démence, à la suite de celle de la volonté, la démence excluant la liberté d'action, mais non toujours le libre arbitre, mais non la volonté ;

4° Que l'expression de volonté quasi animale, employée par l'arrêté de la Cour de cassation, à propos d'un des deux faits rapportés au commencement de cette partie, est une expression subtile sans doute, mais malaisée à comprendre ; que le gros bon sens du jury d'Eure-et-Loir avait fait la vraie distinction du sens du mot volonté ;

5° Que poser la seule question de volonté (même celle de liberté, sans définir au préalable rigoureusement le mot) peut avoir de terribles conséquences pour la morale, s'il arrivait par hasard encore que les jurés eussent, en matière philosophique, une perspicacité trop clairvoyante, que la Cour de cassation concevrait sans doute, mais continuerait peut-être à excuser d'une façon peu rigoureuse.

. . . .

V. De la pénalité.

De même que la loi morale a sa sanction dans la manière d'être de la conscience, qui, l'action commise, punit ou récompense l'homme qui a fait le bien ou le mal, ou du moins qui cherchait à faire l'un ou l'autre ; de même la loi de la société doit avoir une sanction. Nous avons dit pourquoi la loi ne récompensait jamais, nous allons jeter un coup d'œil sur le système de châtiment qui lui sert de sanction.

Et d'abord un mot sur l'espèce du châtiment infligé par la loi : La loi qui frappe le coupable s'attaque à sa liberté d'action, elle atteint ainsi un droit qu'elle conféra presque à l'individu, que du moins elle seule sanctionne et protége. D'ailleurs, si c'est par son action exécutée, bien plutôt que par sa résolution, que l'individu fit mal, il est juste que la société s'adresse précisément aux faits de l'individu, qui, rendus temporairement ou à jamais impossibles, à causes des résistances opposées à leur exécution, ne compromettent plus la sécurité publique.

Dans tout système de pénalité, la société se propose évidemment deux espèces de buts : 1° mettre l'individu, pour un temps plus ou moins long, dans l'impossibilité de nuire, chercher à parfaire son éducation morale; 2° lui infliger une peine telle, qu'elle serve à la moralisation de ceux qui seraient portés à l'imiter, en leur créant ainsi un exemple, à sérieusement considérer avant de se déterminer à agir.

Le but essentiel de la punition est évidemment qu'elle serve d'exemple à tous : « L'homme, comme l'a très-bien dit M. A. Maury, n'agit qu'en vertu de motifs. Multiplier les motifs capables de le porter à s'abstenir d'actes coupables, c'est lui fournir des contre-poids plus puissants contre les instincts pervers dont il peut être doué. » L'exemple créé à tous, par l'application du châtiment, est un des contre-poids dont parle M. A. Maury, et le faire servir à la moralisation de ceux que leur nature, leurs instincts, leurs passions, porteraient à imiter le coupable, est un résultat à obtenir, considéré par la loi comme bien plus important que le premier, que celui qui s'appliquerait à l'individu. S'il en était autrement, si le seul but était de mettre le coupable dans l'impossibilité de nuire, que signifierait la réclusion temporaire, avec les conditions connues de perfectionnement dans les prisons? Deux seules peines seraient logiques : réclusion à vie, peine de mort! Et, comme la société a tous les moyens de force nécessaires pour retenir ceux que frappe la loi, la réclusion à vie, dans le but d'empêcher l'individu de nuire, devrait, si ce but était le seul que se proposât la loi, faire rayer la peine de mort du code.

Le but principal que se propose la loi, c'est que la peine infligée serve d'exemple. Cette raison est la seule qui fasse concevoir pourquoi la peine de mort, monstruosité légale que peut-être en effet les progrès de la moralité de tous feront un jour rayer du code des sociétés, est et sera sans doute longtemps un mal nécessaire. L'expérience prouve que la perspective de la détention suffit bien mal à retenir certains criminels, dont l'éducation semble tout à l'envers des principes de la morale, et qui n'hésitent encore quelquefois à commettre un meurtre que par crainte de l'échafaud. Mais, dira-t-on, c'est aux droits imprescriptibles de l'individu que s'adresse ainsi la loi? Que ce soit, si l'on veut, une exception temporaire malheureuse, mais c'est une garantie de l'intérêt général, qu'on attende, pour la supprimer, qu'elle soit devenue inutile, peu à peu la peine de mort s'abolira de fait. D'ailleurs, cette peine est-elle la seule qui s'adresse aux droits imprescriptibles de l'individu, ou plutôt la distinction du droit imprescriptible et du droit convenu est-elle bien aussi tranchée qu'il semble? Tous les droits à nous conférés par la société tendent à nous mettre simplement à même de jouir de nos droits imprescriptibles; la société frappe le coupable dans les droits qu'elle lui conféra; donc indirectement elle attaque ses droits naturels. La liberté d'action supprimée, n'est-ce pas de fait un attentat au libre arbitre, aux conditions indispensables à la vie? A quoi peut être bonne la liberté de vouloir, sans celle d'agir, pour arriver à la satisfaction de ses besoins? Le mouvement, l'exercice au soleil, n'est-il pas un besoin indispensable de notre organisation? Le droit imprescriptible n'est pas d'une existence si indépendante de celle du droit convenu; touchez à celui-ci, évidemment vous vous adressez à celui-là. La plus sérieuse objection est celle-ci : La justice humaine est sujette à l'erreur, et les conséquences en sont terribles, quand il s'agit de la peine capitale. Cette objection s'applique à tous les modes de châtiment, et l'on peut répondre : Il s'agit d'un moyen considéré comme la plus sûre garantie de l'intérêt général; la valeur de la garantie diminuera avec l'importance du moyen, et aussi, il est vrai, la gravité de l'erreur éventuelle; toutes ces conditions étant supposées devoir rester dans les mêmes rapports, ce qui est au moins contestable, nous croyons que l'importance du but doit faire conserver le moyen; quand on traite cette question, on se laisse peut-être trop emporter, par des vues philanthropiques, à oublier les conséquences possibles d'une humanité, intempestive alors qu'une fausse mesure pourrait compromettre les intérêts les plus graves.

PARAGRAPHE III.

DE LA RESPONSABILITÉ APPLICABLE AUX ACTES DU DÉMENT, ET DES CONSÉQUENCES DE CETTE RESPONSABILITÉ.

Assez légèrement, sans doute, on a dit que l'aliéné n'avait plus sa volonté, et de là il était aisé de conclure à la position morale que lui crée la loi; nous croyons qu'il veut, qu'il a sa liberté de résolution, seulement motivée par des erreurs, nous devons arriver à une conclusion; c'est à cette conclusion que tend toute la troisième partie de notre travail.

Un homme égaré par la passion, temporairement plus ou moins étranger à ses actes, ayant perdu connaissance de la valeur de ce qu'il fait, commet un crime; il n'a droit qu'aux circonstances atténuantes. L'aliéné, du moins le monomane, emporté par la fureur, commet le même crime; il jouit de l'immunité complète garantie par l'art. 64 du Code pénal. Comment concevoir la différence morale établie par la loi entre l'action de l'un et l'action de l'autre?

M. A. Maury arrive, comme conséquence de la démonstration par laquelle il établit que le monomane est libre, dans le sens philosophique du mot, à la réforme du régime pénitentiaire; le monomane et l'homme que ses instincts ou ses passions ont amené à être frappé par la loi, étant dans une position morale identique : celui-ci devra être moralisé, celui-là guéri; mais tous les deux devront être placés dans des conditions telles que leurs actes ne puissent plus être nuisibles à l'ordre public, compromettre les intérêts que la loi protége et sauvegarde. Nous ne discuterons pas cette question transcendante de morale appliquée; nous rappellerons seulement ce point sur lequel nous venons d'insister, que la peine, afflictive en tant que s'adressant à l'individu, est et doit être surtout infamante (évidemment à des degrés, puisqu'elle a même ce caractère, dans les cas où la loi ne le lui applique pas), c'est-à-dire servir à tous d'exemple; et c'est si bien là le but principal du législateur, que jamais la loi ne se relâche de sa rigueur d'application, alors même que les moyens sont le plus négligés de tenter la moralisation du détenu, qui cependant rentrera un jour dans la société.

La peine infligée à l'homme que sa passion emporta doit donc surtout servir d'exemple et apprendre à tous à réfréner leurs passions, en même temps qu'elle a pour but de le moraliser lui-même et de le mettre dans l'impossibilité de nuire.

Ce point établi, pourquoi le monomane, libre aussi lui, le monomane, chez lequel, loin de disparaître, la puissance de volonté s'élève quelquefois à un degré, impossible le plus souvent à atteindre pour l'homme doué de toute sa raison, pourquoi le monomane, qui a presque toujours conscience de la valeur morale de son action, n'est-il pas, lui aussi, frappé par la loi ? Nous allons, en terminant, chercher une solution à la question ainsi posée, et dire comment nous concevrions rationnel d'expliquer qu'il en soit ainsi.

I. De la lésion organique constituant chez l'aliéné un criterium de l'irresponsabilité.

Devant la loi, les actes d'un homme ne peuvent être répréhensibles que parce que, en même temps qu'il connaissait la prescription ou la défense, la loi le suppose doué d'assez d'empire sur lui-même pour dominer ses passions, faire taire les impulsions de sa nature. La différence que la loi établit entre le dément et l'homme que la passion égare, au point de vue des conséquences morales de leurs actes, ne peut venir que de ce point : celui-ci doit avoir contre lui-même, contre ses passions, un pouvoir de résistance qui n'appartient plus à celui-là.

Et cette manière de voir ne porte nulle atteinte à l'existence du libre arbitre : sont également libres, dans le sens absolu du mot, l'homme froid, d'un sang calme, d'une nature insensible, qui n'a pas grand'peine à faire taire ses passions engourdies, et l'homme d'une nature ardente, d'un tempérament sanguin, chaud et passionné, qui ne se contient qu'avec peine, mais qui est libre puisqu'il peut se contenir. Or supposez que l'homme froid vienne tout à coup à être doué de cette nature ardente, vigoureuse et passionnée, que nous voyons exister chez les uns et non chez les autres, il aura d'abord, et jusqu'à éducation parachevée, infiniment plus de peine à dominer ses passions nouvelles, que l'homme qui, ayant toujours vécu avec elles, s'est toujours appliqué à conserver son pouvoir à la volonté.

Que l'hypothèse des sillons de Descartes semble aujourd'hui une ingénieuse fiction, que toutes les tentatives de localisation des facultés dans le cerveau n'aient guère non plus de valeur que comme hypothèses, il n'en est pas moins fort rationnel d'admettre que, de quelque façon que s'exprime l'existence de la fonction intelligence, chaque fois qu'elle manifeste son existence, cette fonction est accompagnée nécessairement toujours d'un changement quelconque, aisé ou non pour nous à constater, dans l'état de l'organe encéphalique, que tout prouve si intimement lié avec elle. Ce principe admis, et il est rationnellement admissible aux mêmes titres que la lésion organique constituante de l'état dit d'aliénation, peut-être serait-il possible d'en tirer quelques conséquences morales.

Mais, dira-t-on, il est au moins insignifiant d'édifier sur un pareil principe une théorie morale, parce que nos moyens d'investigation ne nous font pas découvrir la lésion cérébrale, et que, la connussions-nous, elle constituerait un fort mauvais criterium de la valeur morale de l'acte, l'autopsie du dément devant précéder le prononcé du jugement. Nous ne proposons pas la lésion du cerveau comme criterium à consulter par les tribunaux : nous nous autorisons de son existence, rationnellement incontestable, pour établir comment il est rationnel de concevoir, au nom de la morale, une différence réelle, incontestable, absolue, dans leur valeur, entre les actions du monomane acquitté et du coupable atteint par la loi.

S'il est un fait d'existence incontestable, c'est bien celui-ci : que l'éducation a d'autant plus de prise sur le sujet, qu'il est plus jeune ; qu'on a plus de facilité à modifier l'intelligence et créer une influence à certain ordre d'idées, chez l'enfant que chez l'homme fait ; de même que l'orthopédie a beaucoup moins de prise pour corriger chez celui-ci les habitudes vicieuses contractées par l'organisme, à cause de sa tendance à la périodicité.

Il est encore d'expérience incontestable que, la modification fonctionnelle étant l'expression de la modification organique *sine qua non*, il sera d'autant plus difficile à l'organe transformé ou modifié de revenir à son état primitif, normal, que la modification aura été plus profonde : inflammation superficielle et profonde ;

que la modification existera depuis plus longtemps : inflammation aiguë et chronique, manie aiguë et démence. Il est incontestable que la modification organique arrivera même à un degré, ou sera d'une espèce telle, que sera impossible à jamais le retour des parties transformées à l'organisation primitive, normale : tubercules, cancer.

Maintenant, que ce soit le passage des esprits animaux, ou autre chose qui la constitue; étant admis que toute idée est accompagnée d'une modification passagère du cerveau, au moment où elle est conçue; que l'habitude, dans l'ordre intellectuel, crée à cette modification une périodicité, qu'elle crée également aux modifications de tous nos organes physiques, il nous est permis de conclure de ce qui précède :

1° Que les idées de l'enfant sont plus aisément modifiables, parce qu'il n'est en lui, au moment où le prend l'éducation, pas plus pour le cerveau que pour les autres appareils organiques, de modifications vicieuses, habituelles, périodiques, contre l'influence desquelles l'attention, l'exercice, à titre de traitement orthopédique, puissent échouer;

2° Que chez l'homme fait, l'habitude existant, au moral l'idée est enracinée, parce que sans doute physiquement la modification organique constituante tend à devenir permanente;

3° Que, chez le monomane incurable, la modification organique est si profonde, que rien plus n'est capable de ramener à l'état primitif l'état transformé du cerveau, dont l'existence s'exprime par l'état d'aliénation.

L'éducation est le mode de traitement opposable efficacement aux transformations cérébrales, qui se traduisent par des transformations fonctionnelles intellectuelles ou morales; l'action sur la fonction se transmet dans ce cas à l'organe, comme celle de presque tous nos moyens thérapeutiques, qui n'agissent sur l'organe que par l'intermédiaire de la fonction modifiée au préalable.

L'homme libre n'étant responsable que parce qu'il a en lui le pouvoir de résister à ses passions, ses instincts, ses besoins; que parce qu'il a assez de puissance pour créer, aux motifs qui pondèrent leur action, une suprématie d'influence dans la délibération ; l'aliéné n'est pas responsable, parce qu'il ne peut lutter contre l'influence énorme créée aux sollicitants mauvais, par une lésion organique, contre laquelle lui-même et l'éducation ne peuvent rien, plus que la thérapeutique contre les dégénérescences organiques.

Nous avons raisonné au point de vue général : l'aliéné est entraîné par ses penchants. Dans le cas où le dément serait poussé par une puissance occulte, des voix, des apparitions, outre qu'il a des droits comme aliéné, l'art. 64 du Code pénal le protége encore explicitement, aux mêmes titres que l'individu poussé au mal par la violence, ou une puissance exerçant sur lui une haute pression morale, telles que les menaces, la violence, etc. Le dément à qui l'ange Gabriel vient ordonner, par exemple, une mauvaise action, sous peine de damnation éternelle s'il s'obstine à refuser, n'est-il pas, l'action commise, dans une position analogue à celle de l'homme dont les jours étaient menacés? Pour lui, qui croit fermement, qui est religieux, convaincu, la perspective d'une éternité de souffrances n'est-elle pas aussi terrible que la perspective de la mort pour un homme qui se croit le droit de tenir à la vie? Si le droit à l'existence est un droit imprescriptible et inaliénable, celui à la béatitude éternelle pourrait bien *a fortiori* être qualifié tel !

II. Du régime spécial que la loi applique au dément.

En voyant à quelles conséquences arrive M. A. Maury (assimilation de l'aliéné au coupable, réforme du système pénitentiaire), il est nécessaire de jeter un coup d'œil sur ce qu'est en somme la position créée par la loi en faveur du dément.

Toutes les fois qu'elle punit, la punition infligée par la loi s'adresse, d'une part, indirectement, à tous les membres de la société, moralisation par l'exemple; d'autre part, directement, au coupable qu'elle prive de sa liberté d'action. Déclarant que le dément n'est pas coupable, elle ne lui inflige pas de peine; mais la loi lui applique une position spéciale, dans laquelle, il est vrai, ne se retrouve pas le caractère d'exemple, qui constitue l'essentiel caractère de la peine, mais dans laquelle se retrouve le caractère afflictif, et tous les caractères qui, de la peine, s'adressent au coupable. L'aliéné est frappé de fait par la perte de sa liberté d'action : il est d'autorité enfermé dans un hospice, comme le coupable est enfermé dans un établissement de détention; et la position de celui-ci dans la prison ne diffère en rien, comme nous verrons tout à l'heure, de la position de celui-là dans l'hospice.

La loi sur les aliénés (30 juin 1838, art. 18) autorise, à Paris, le préfet de police, et, dans les départements, les préfets, à ordonner d'office le placement, dans les hôpitaux, de toute personne interdite ou non interdite, dont l'état d'aliénation compromettrait l'ordre public ou la sécurité des personnes. L'article 19 accorde aux maires et aux commissaires de police le même pouvoir que la loi du 24 août 1790 (titre 2, art. 3) avait déjà conféré à l'autorité municipale. Tout parent ou allié a droit à réclamer la séquestration d'un aliéné, dans les formes prévues par l'article 8 de la même loi. Enfin l'aliéné que l'autorité, s'il n'a pas de parents, séquestre dans le cas seulement où il est dangereux, peut et doit être séquestré, même dans le cas où il n'est pas dangereux, sur la demande de ses parents. Est-il nécessaire de rappeler les droits que la société enlève au dément? L'article 489 du Code civil prescrit l'interdiction; l'article 490 déclare tout parent recevable à la provoquer, et, à défaut des ayant-droit, l'article 491 accorde ce pouvoir au procureur impérial. L'interdit est assimilé au mineur, pour sa personne et pour ses biens (art. 509). Enfin l'article 901 établit que, pour faire une donation entre vifs, il faut être sain d'esprit. Nous n'insistons pas; que cela soit dans son intérêt, il n'en est pas moins vrai que le dément est privé, par le Code civil, d'une grande partie de ses droits de membre de la société, puisque l'article 509 assimile sa position à celle de l'individu qui n'a pas encore été appelé à en jouir.

La loi place le dément et le coupable dans une position analogue, dans l'intérêt général ; mais, outre qu'elle entend les mettre, l'un comme l'autre, dans l'impossibilité de nuire, elle se propose encore un autre but : s'il est possible, moraliser le coupable, guérir le dément. Moraliser et guérir sont, ainsi considérés, deux mots bien près du même sens. Moraliser et guérir, c'est-à-dire chercher, chez celui-ci comme chez celui-là, à supprimer, dans les délibérations, l'influence des idées, des aspirations, des penchants, des impulsions, des instincts, soit qu'ils n'aient jamais cessé de dominer (éducation mauvaise du coupable), soit qu'ils aient conquis droit de suprématie dans l'existence morale de l'individu (impulsions déréglées de l'aliénation qui commence). Tout à l'heure nous examinerons comment on peut tenter la guérison de l'aliéné ; nous allons ici dire un mot seulement des moyens propres à être essayés, dans le but de moraliser le coupable.

De même que le remords de la conscience, en même temps qu'il sert de sanction à la loi morale, a pour but évidemment de concourir au développement moral de l'individu ; de même la punition infligée au coupable par la loi doit concourir à sa moralisation, et même le châtiment est un des meilleurs moyens au pouvoir de la société pour le moraliser. Outre qu'il n'a plus qu'une liberté d'action très-limitée, le détenu est, dans ce but, astreint à un régime disciplinaire exceptionnel, plus dur, plus rigoureux, qui punit chez lui des délits non punissables chez d'autres ; et les moyens sévères, les moyens de rigueur, ainsi mis en usage par des hommes intelligents, sont le nécessaire procédé d'une éducation morale, à laquelle ils servent de démonstration, pour des natures si ignorantes jusque-là du bien, qu'elles seraient bientôt perdues dans le dédale de la plus simple démonstration par preuves oratoires. Ce principe paraîtra peut-être contestable, et pourtant chacun sait qu'on n'arrive jamais à bien, quand on s'adresse à des intelligences mal préparées ; à moins de quelque habitude de concevoir, il est certain que le vulgaire saisit mieux ce qui s'adresse à ses sens que ce qui s'adresse trop directement à la faculté, qui nous crée notre royale suprématie. Nous n'entendons pas que la rigueur ou la violence soient les meilleurs et seuls moyens de faire l'éducation du prévenu, nous sommes convaincu seulement que la sévérité est la sanction nécessaire des préceptes à lui inculquer, et d'autant plus nécessaire qu'il est moins avancé dans la connaissance du bien.

Maintenant, quels sont les moyens à employer pour tenter la guérison de l'aliéné ? Nous n'avons pas la prétention de faire de la critique thérapeutique ; nous ne dirons rien des bains, des affusions, des douches, des sangsues, des saignées, et autres moyens d'une efficacité incontestable dans quelques cas ; nous parlerons seulement du traitement moral, qui reste encore, le plus souvent, le moyen héroïque. Le traitement, dit traitement moral, est en tout l'analogue d'un système d'éducation. Démontrer, persuader, convaincre, changer, s'il est possible, les idées fausses ou les absurdes manières de voir de l'aliéné, en lui prouvant par raisonnement qu'il n'est pas dans le vrai ; chercher à convaincre le malade, non par l'emploi inintelligent des moyens violents, qui échoueraient avec lui comme avec l'homme le plus raisonnable, mais par l'agencement ménagé des transitions, par la logique : tel doit être le traitement moral dans ses rapports avec sa raison. Mais le plus souvent, outre la démonstration par preuve, outre la discussion, il est nécessaire d'agir moralement par l'emploi rationnellement conçu d'un système de pénalité, constituant la sanction indispensable à toute éducation. Récompenser l'aliéné qui a bien agi, qui a dompté ses penchants ou fait taire sa passion ; le punir quand il s'est laissé emporter à ce qu'il savait pourtant être le mal, et en agir avec lui comme avec l'enfant, comme avec le prévenu, afin de lui fournir à considérer à l'avenir des motifs sérieux et capables de peser avec force dans ses délibérations, la perspective de la récompense et celle du châtiment : tel est surtout le côté moral du traitement moral. Comme le prévenu, l'aliéné, privé de sa liberté, est astreint à un régime d'éducation qui, bien conçu, doit être rigoureux, sévère, tout en restant juste ; la moindre infraction, la plus légère même, doit être réprimée, à cause du but qu'on se propose, et qu'il est si difficile d'atteindre : le guérir! c'est-à-dire : en même temps qu'on essaye, par les moyens de la thérapeutique et de l'hygiène, d'attaquer l'état organique du cerveau, chercher à complétement transformer ses idées, changer ses besoins, modifier la manière d'être de son intelligence, vicieusement invétérée par l'habitude, qui reprend le dessus, sitôt que l'attention de l'individu se détache de l'objet quelle doit fixer, et que la seule considération des motifs sérieux, à lui fournis par l'espèce de traitement, l'excite à ne jamais perdre de vue.

Nous avons cherché à assimiler la détention et le régime de l'aliéné à la détention et au régime disciplinaire des prisons ; nous ajouterons que la plupart des monomanes sentent parfaitement la gravité de l'attentat porté à leur liberté, en même temps que rien n'échappe à leur clairvoyance de la rigueur du traitement, dont les moyens sont, pour leur dignité, aussi vexatoires et humiliants qu'ils pourraient l'être, s'adressant à un homme doué de toute sa raison.

Avant de terminer, et à propos du traitement moral, un mot encore en faveur de notre opinion sur l'existence de la volonté chez les aliénés, et surtout les monomanes.

MM. les aliénistes, même ceux qui partent de ce principe, que l'aliénation est une lésion de la volonté, croient tous à l'efficacité incontestable du traitement moral. Le traitement moral part de ce principe : punir l'aliéné quand il a mal fait, le récompenser quand il a bien fait, après lui avoir au préalable montré ce qu'il doit considérer comme le bien et comme le mal. Mais celui-là seul peut être puni, qui peut être considéré comme responsable; et celui-là seul peut être considéré comme responsable, qui, en même temps qu'il avait la connaissance de ce qui est le bien, avait la liberté de le faire, c'est-à-dire, dans le sens le plus large du mot liberté, de faire acte de volonté. Que si vous punissez un homme qui ne peut être considéré comme responsable, et si vous le punissez, non par erreur, mais avec connaissance exacte de la valeur de l'action commise par vous, vous foulez aux pieds tous les principes de la morale. Certains aliénistes, en punissant l'aliéné, ce qu'ils font parce qu'ils savent combien la punition est afflictive pour lui, prétendent qu'il n'a plus sa volonté! mais alors il n'est plus libre, conséquemment il n'est pas responsable; le punir en partant de ce principe est une immoralité criante! Et, comme MM. les aliénistes dont nous parlons sont des hommes d'une incontestable valeur morale, il faut simplement constater que leurs applications pratiques sont en flagrante contradiction avec les principes qui servent de base à leurs spéculations théoriques.

TABLE.

www.ingramcontent.com/pod-product-compliance
Ingram Content Group UK Ltd.
Pitfield, Milton Keynes, MK11 3LW, UK
UKHW020555180726
13838UKWH00001B/261

9 782329 121710